U0203419

健康医疗馆 ONE

新版 妇科病

疗法与有效食疗

膳书堂文化◎编

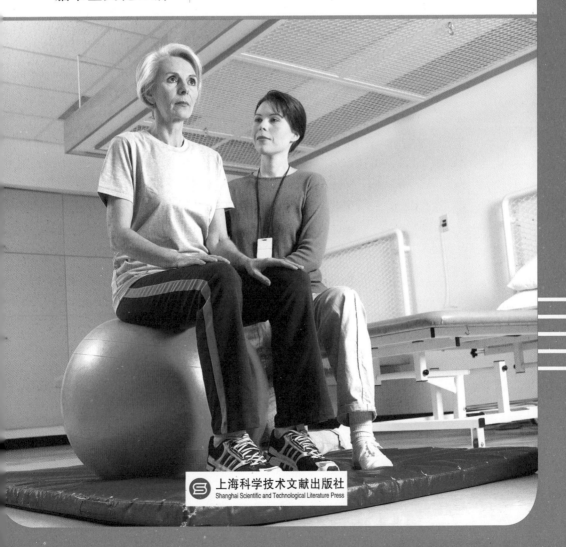

上海科学技术文献出版社
Shanghai Scientific and Technological Literature Press

图书在版编目（CIP）数据

新版妇科病疗法与有效食疗／膳书堂文化编 . —上海：上海科学技术文献出版社，2017

（健康医疗馆）

ISBN 978-7-5439-7436-4

Ⅰ . ①新⋯ Ⅱ . ①膳⋯ Ⅲ . ①妇科病—治疗②妇科病—食物疗法 Ⅳ . ① R711. 05 ② R247. 1

中国版本图书馆 CIP 数据核字（2017）第 126243 号

责任编辑：张 树 李 莺
助理编辑：杨怡君

新版妇科病疗法与有效食疗

膳书堂文化 编

*

上海科学技术文献出版社出版发行

（上海市长乐路 746 号 邮政编码 200040）

全 国 新 华 书 店 经 销

四川省南方印务有限公司印刷

*

开本 700×1000 1/16 印张 9 字数 180 000
2017 年 7 月第 1 版 2017 年 7 月第 1 次印刷

ISBN 978-7-5439-7436-4

定价：29.80 元

http://www.sstlp.com

现代社会中，随着生活水平的提高、物质文明的发展，妇科病的发病率也开始直线上升，严重危害着女性的身体健康，给患者的正常工作和生活都带来了极大的不便和困扰。许多患者千方百计地求医问药，力图早日战胜病魔，恢复健康，可能都没有收到良好的疗效，于是其中一些患者开始变得抑郁消沉、精神萎靡，提不起积极生活的劲头了。

为了帮助患者早日摆脱病魔的困扰，再次充满活力地投身于工作生活之中，本书编者特地搜集了各方面的医学资料，以图文并茂、通俗易懂的形式，介绍了国内外多种最新兴、最

有效的妇科病特效疗法，其中包括女子气功疗法、按摩疗法、针灸疗法、敷脐疗法、外敷疗法、熏洗疗法、海水浴疗法等物理疗法，同时也提供了有效的食疗方案。

俗语云：病来如山倒，病去如抽丝。由此可见，与病魔做斗争是一个长期的过程，首先需要患者有着坚定的信心，顽强的意志，然后经过耐心的治疗调养，才能够最终痊愈；何况妇科病作为一种对人体危害极大的顽固性疾病，就更需要患者采取科学有效的治疗方式，坚持不懈地进行治疗，才能够最终恢复健康，这也正是本书的意义所在。

此外，需要指出的是：本书所介绍的治病方例和方法只能作为读者参考使用，对一些药物剂量不具有普遍性。因此，建议读者在考虑应用时应征询专业医生的意见进行施治，以免发生危险。

唯愿通过编者的努力能够为您的康复带去一缕希望之光，助您早日登上健康的彼岸。

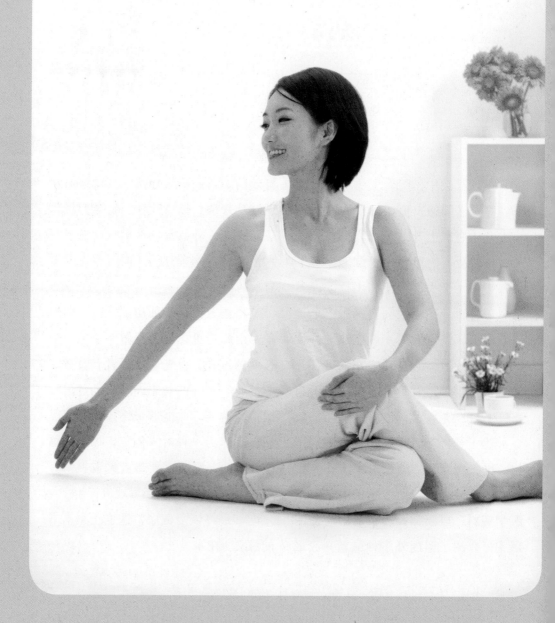

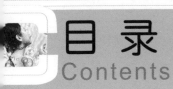

目 录
Contents

Part 1　上篇　疾病常识与防治措施　　1

中医理论讲究"治未病"，对于疾病应防患于未然，特别是女性，由于身体结构和生理原因，更应多了解妇科病的常识，以做好日常保健工作。

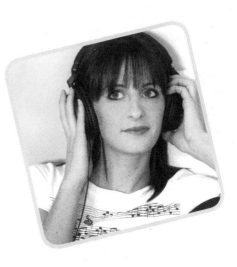

1

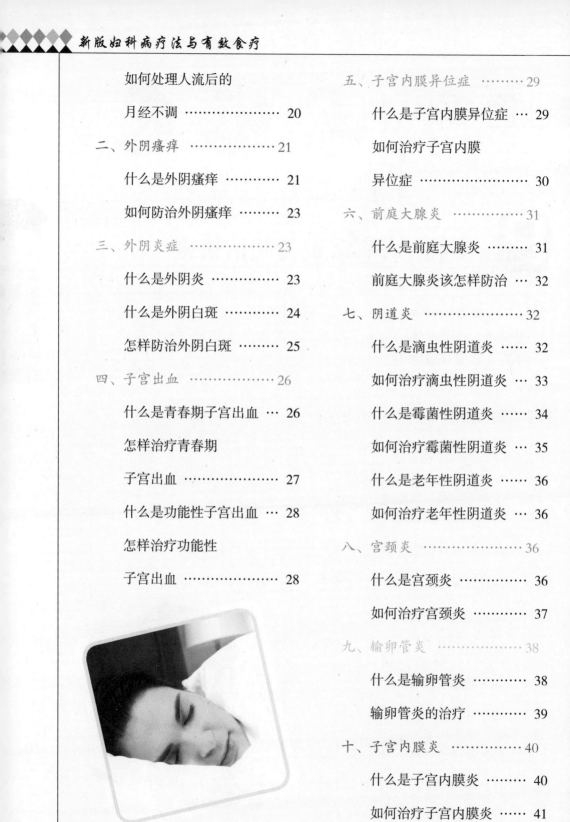

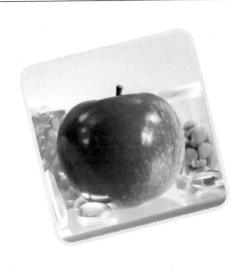

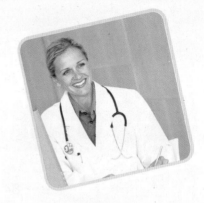

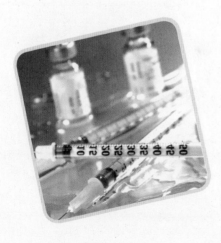

中篇 妇科病与饮食健康 83

妇科疾病迁延难愈、易反复，除了药物治疗外，合理的饮食也十分重要。本章特别提供一些饮食康复方案。

下篇 妇科病的物理疗法 91

物理疗法是便捷有效的治疗疾病的方法，无不良反应，除了消除针对性疾病外，更有强身健体之效。

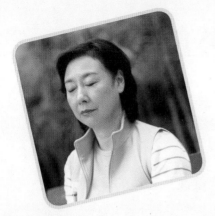

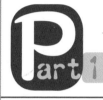

Part 1

上篇 疾病常识与防治措施

中医理论讲究"治未病"，对于疾病应防患于未然，特别是女性，由于身体结构和生理原因，更应多了解妇科病的常识，以做好日常保健工作。

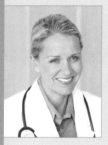

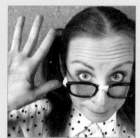

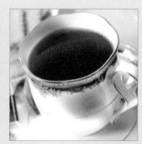

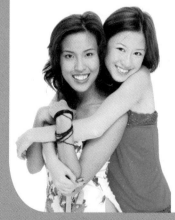

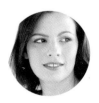

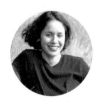

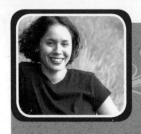

疾病常识与预防

在对广大患者的临床治疗过程中，医务工作者们发现如果患者对下述问题十分清楚或比较清楚，将在一定程度上提高治疗成功率。

一、月经异常

什么是月经病

以月经异常及伴随月经周期所出现的各种症状为特征的一类疾病，称为月经病，它是育龄女性最常见的疾病。

月经异常包括月经周期、经期、经色、经量、经质的异常改变。围经期的兼症，伴随月经周期反复发作，

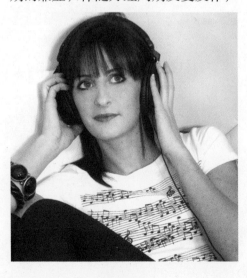

称为月经前后诸症，见于绝经前后的身心不适。绝经后，经血复来者称为经断复来。以上都属于月经病。

月经病包括哪些种类

[1] 月经过多

月经量多或经期延长的有规律的周期性子宫出血。月经量超过正常出血量，每次行经需要超出正常数量的卫生护垫。

[2] 月经过长

月经周期超过40天的子宫出血。

[3] 月经不规则

月经周期不规则，一般经量不太多，表现为月经有时提前有时错后，其规律很难掌握。

[4] 月经过频

月经周期短于21天的子宫出血。

5 不规则月经过多

经量过多，经期延长，周期不规则。这种月经不调常见于功能失调性子宫出血，有时出现在几个月的闭经之后，突然经血如注、淋漓不净。

6 月经中期出血

经常出现的、两次正常量月经之间的少量出血。

7 闭　经

年龄超过 18 周岁而尚未来潮，或已行经而又月经中断，不来潮时间超过 3 个月以上者称闭经。

8 月经过少

月经量减少，但月经周期有规律。

9 痛　经

在月经来潮之前几天，或月经期，或月经已干净后出现下腹部或腰骶部疼痛，疼痛的轻重程度不同，严重者可因剧痛而引发昏厥。

10 经前期紧张症

在经前、经期或月经过后很短的时间内出现一系列症状。这些症状可以几个症状同时出现或单独出现。常见的症状有头痛、身痛、腹泻、乳房胀痛、眩晕、口腔溃疡、发热、鼻腔出血、皮肤风疹块、情绪异常如烦躁、抑郁、失眠等。

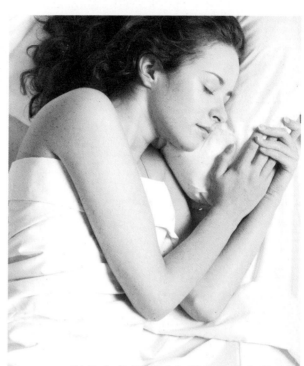

11 其　他

有的女性在绝经期前后会出现一些与绝经有关的症候，如潮热汗出、眩晕耳鸣、烦躁易怒、心悸失眠、下肢或面部浮肿、纳呆、便溏、月经紊乱、情志不宁等。

月经关系到女性的生育和健康，换句话说，它左右着女性一生的幸福，所以当它出现异常时应及早治疗，千万不能耽误。

怎样诊断月经病

> 月经病可以由多种原因引起，为准确判断原因，医生会根据患者的情况，选择适当的检查。一般诊断步骤如下：

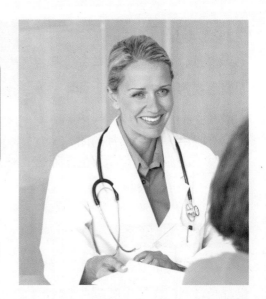

1 询　问

详细询问病史，查找可能的原因（患者要尽可能准确地提供资料）。

抗病最前线

减轻痛经 5 招

1. 不用利尿剂

有些女性用利尿剂来减轻月经的肿胀不适，这种方法是错误的。殊不知，利尿剂会将重要的矿物质，连同水分排出体外。医生建议，不妨减少摄取盐及酒精等会使水分滞留体内的物质。

2. 沐浴新招

在温水缸里加入 1 杯海盐和 1 杯碳酸氢钠。放松身心，浸泡 20 分钟，有助于松弛肌肉及缓和经痛。

3. 注意保暖

保持身体暖和，有利于血液循环，肌肉松弛，尤其是痉挛及充血的骨盆部位。多喝热的药草茶或热柠檬汁。也可在腹部放置热敷垫或热水袋，一次数分钟。

4. 远离咖啡因

咖啡、可乐、巧克力、茶中所含的咖啡因，能使神经紧张，并可能促成月经期间的不适。此外，咖啡所含的油脂也可能刺激小肠。因此，应避免咖啡因。

5. 练习瑜伽

瑜伽也有缓和痛经的作用。可弯膝跪下，坐在脚跟上。前额贴地，双臂靠着身体两侧伸直。保持这姿势直到感到不舒服为止。

② 全 检

全面体格检查，了解有无严重的全身性疾病。

③ 盆 检

盆腔检查，初步了解生殖器官有无妊娠、畸形、肿瘤或炎症。

④ 辅 检

辅助检查，包括下列几个方面：

（1）B超检查：反映子宫、卵巢及盆腔的情况。

（2）活体组织检查（简称活检）：确定病变的性质，多用于肿瘤的诊断。

（3）细胞学检查：检查卵巢功能及排除恶性病变。

（4）宫腔镜或腹腔镜检查：观察子宫腔及盆腔器官的病变。

（5）内分泌测定：目前可以测定泌乳素，垂体促性腺激素，卵巢、甲状腺及肾上腺皮质分泌的激素。临床常用以了解卵巢功能的简易方法有宫颈黏液检查、阴道涂片、测基础体温及子宫内膜活检等。

（6）尿妊娠试验协助排除病理妊娠。

（7）X线检查：子宫碘油造影可了解子宫腔情况，有无黏膜下肌瘤或息肉。蝶鞍正侧位断层可了解有无垂体肿瘤。

（8）酌情做肝、肾功能及血液系统的检查，必要时做染色体检查。

月经过少怎么办

> 月经周期正常，但每次行经的天数短于2～3天，月经量少于20毫升，仅需少量或甚至不用卫生垫，经血呈暗紫色或粉色，这种现象就是月经过少，它也是月经失调的一种表现。

月经过少的原因与闭经原因相似，只是程度不同而已，其原因大致如下：

① 某些妇科疾病

如子宫内膜结核破坏了部分或全

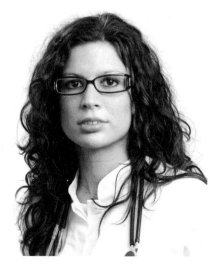

5

部子宫内膜形成瘢痕，导致月经过少甚至闭经。

2 卵巢发育不全

在子宫内膜细胞中，有一类特殊的颗粒，称为溶酶体，与月经血量和流血时间有关。若雌、孕激素水平高，溶酶体复合物多，出血就较多，流血时间相应较长；相反，若卵巢发育不良，性激素产量低，溶酶体复合物随之减少，流血也不多，流血时间就短。

3 下丘脑、垂体功能低下

多由精神因素、遗传或环境因素影响所致，也可因全身疾病或长期服用避孕药等引起。由于上述因素抑制了垂体促性腺激素的分泌而导致月经过少。同时也可见于先天子宫发育不良，由于子宫很小，只有少量的子宫内膜脱落，月经量当然也就多不到哪儿去了。

4 刮宫手术

尤其是多次人工流产刮宫术后，由于机械性损伤过重，导致子宫内膜不能修复再生或宫腔发生粘连，都可以发生月经过少或者闭经。

上述原因均有可能导致患者不能受孕。不过，也有少数女性自初潮后月经量就少，但月经周期及排卵正常，

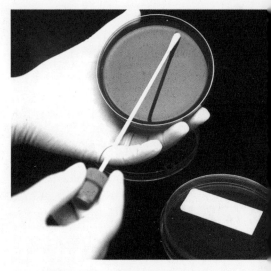

则不影响受孕。

月经过少在临床诊断方面并不困难，但要排除因使用避孕药所致的月经过少。对下丘脑、垂体、卵巢功能低下者，如果是处于青春期的少女，随着神经内分泌系统的稳定可自愈不必治疗；若是已婚者，可采用内分泌治疗。对结核引起的应以抗结核为主，对形成瘢痕者较难治愈。刮宫手术造成的月经过少，经治疗大部分可以恢复。

月经周期后延怎么办

月经不能按期来潮，医学上称月经稀发，也就是所谓的月经周期后延。凡月经周期在5周以外至6个月之间者，可诊断为月经周期后延。

病因可能是卵巢内的卵泡（卵子的前身物质）发育迟缓，以致迟迟不能达到成熟阶段。其中有些患者可以是稀发排卵，每隔40余天或2～3个月排1次卵，称有排卵性月经，月经虽稀，但其血量及持续时间尚属正常；另外一种情况是卵泡发育受阻，未达到充分成熟阶段即退化闭锁，而引起无排卵月经，经量可多可少，也可淋漓不尽。

月经周期后延往往是闭经的先兆，许多疾病像卵巢早衰、闭经溢乳综合征、多囊卵巢综合征等在闭经前都有月经周期后延史。炎症、放疗能破坏卵巢组织，同样也会导致月经周期后延。本病患者应该到医院检查，然后根据不同情况进行治疗。

青春期少女的月经周期后延多数属于功能失调性月经不调。由于青春期卵巢的功能尚不健全，分泌的激素很难稳定，加上子宫的发育尚不够成熟，会出现月经间隔过长的现象。甲状腺功能不足，新陈代谢过低，或有全身消耗性疾病、营养不良等，也会使卵泡发育时间延长，不能按时排卵。另外这些现象还与强烈的情绪变化及

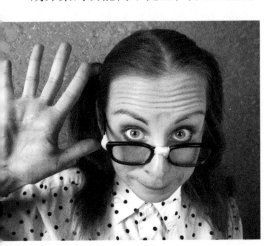

健康小卫士

月经不调四注意

1. 不宜吃生冷、酸辣等刺激性食物，多饮开水，保持大便通畅。血热者经期前宜多食新鲜水果和蔬菜，忌食葱蒜韭姜等刺激运火之物。气血虚者平时必须增加营养，如牛奶、鸡蛋、豆浆、菠菜、猪肝、猪肉、鸡肉、羊肉等，忌食生冷瓜果。

2. 保持精神愉快，避免精神刺激和情绪波动，个别在月经期有下腹发胀、腰酸、乳房胀痛、轻度腹泻、容易疲倦、嗜睡、情绪不稳定、易怒或易忧郁等现象，均属正常，不必过分紧张。

3. 注意卫生，预防感染。注意外生殖器的卫生清洁。月经期绝对不能性交。注意保暖，避免寒冷刺激。避免过劳。经血量多者忌食红糖。

4. 内裤要柔软、棉质、通风透气性能良好，要勤洗勤换，换洗的内裤要放在阳光下晒干。月经不调者如做到了以上四个注意事项，则月经不调的症状有望逐渐改善。

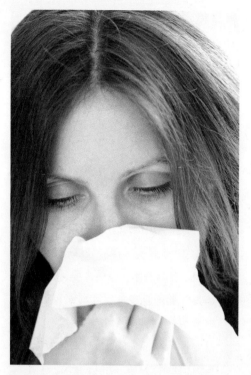

气候变化有关。

已婚女性的月经周期后延可分为两种情况：一种是由稀发排卵引起的月经稀发，常常会使怀孕的概率减少，如果患者希望生育，则应使用促排卵药物治疗以促进生育；另一种为无排卵性月经稀发，这种情况更需要应用促排卵药物促进生育，不要求生育者也要每30～60天中抽出3天时间肌肉注射黄体酮，使子宫内膜脱落出血一次，以预防子宫内膜增生。

对于月经一直正常，偶然出现周期后延且伴有剧烈腹痛者，应及时进行检查，因为有可能是异常妊娠所致，必须趁早查原因，以免延误病情。

倒经怎么办

倒经是指伴随着月经周期有规律地出现吐血或鼻出血现象，同时伴有月经量少或不行经，这种现象似乎是经血向上逆行，所以中医也把它称为逆经，西医则叫代偿性月经或周期性子宫外出血。

月经期间或月经前后为什么会出现鼻出血或吐血呢？现代医学认为，鼻黏膜与子宫内膜构造相似，其对卵巢雌激素的反应较为敏感，因而在月经期间鼻黏膜过度充血、水肿以致出血；也有人认为是子宫内膜随血液跑到了鼻黏膜所致。此外，血液病也是引起倒经的因素之一。

目前，对倒经还没有较理想的治疗方法，一般可采取以下措施：

第一，平时多吃含丰富维生素的食品，如水果、新鲜蔬菜，或服用维生素A、B族维生素及维生素C等药物，以增强血管的抵抗力。

第二，在月经期注意生活规律，勿过于劳累，情绪要保持稳定，尽量减少触碰鼻部，不要用过热的水洗脸。

第三，可以煎服生地、茅根等清热凉血的中药。

第四，局部处理很重要。一旦出

现鼻出血，可用干净的软纸或棉团填塞鼻腔，用手轻轻向内、向上压迫鼻翼，鼻或头部用冷毛巾冷敷。家中常备些鼻眼净、麻黄素之类能使血管收缩的药水，将之滴在棉团上，再塞入鼻腔，则效果更好。如果出血量多，自己止血有困难，应及时就医。

值得一提的是，有倒经现象的年轻女性，随着年龄的增长，往往不治而愈。

如何通过中医来治疗痛经

中医认为，痛经发病有情志所伤、外邪入侵及起居不慎等不同病因，并与身体及经期前后特殊的生理环境有关。其发病机制主要是在这个期间受到致病因素的影响，导致胞宫经血流通受阻，以致"不通则痛"；或冲任、胞宫失于濡养，"不荣则痛"。

中医一般将痛经分为血瘀型、气血不足型、寒湿型、气滞型。在选药时不能只按症状对号入座，发病原因在辨证时更有参考价值。血瘀型多伴有盆腔炎症、腹部包块且疼痛剧烈；气滞型多因精神刺激、工作紧张、压力过大而发病，且疼痛具有走窜不定的特点；气血不足型多见于体质虚弱、贫血、生殖器官发育不良，且病程日久、缠绵不愈者；寒湿型多因受塞、久居潮湿之地而发病，且患者平时往往喜吃冷食。常用的治疗痛经的中成药如下：

1 气滞型

经期腹痛，疼痛走窜不定，伴有乳房胸肋胀痛、月经提前或延后、烦躁易怒、食欲不振，应当采用舒肝解郁、行气通经的疗法，常用当归丸、七制香附丸、加味逍遥散、妇科通经丸等中成药治疗。

2 寒湿型

经前或经期腹部疼痛发冷，月经量少，

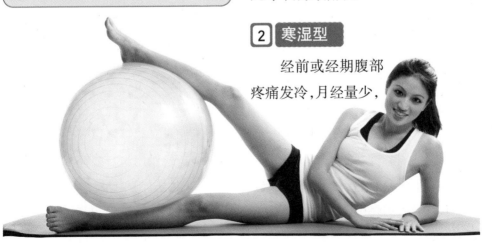

颜色暗红或色黑，经期常延后，并伴有畏冷、四肢冰凉、腰酸等症状。应当采用温经止痛的治法，常用艾附暖宫丸、经期腹痛丸治疗；月经延后且夹有血块者，也可使用调经活血片、调经化瘀丸，既可温经散寒，又能行气活血。

临床上膜样痛经、功能性痛经多属于以上两种症型。

3 气血不足型

月经不准，经期腹痛，疼痛可迁延至月经干净后数日，月经量少色淡，并有气短乏力、面色苍白等症状。应当采用双补气血的治法，常用八宝坤顺丸、八珍益母丸、五子衍宗丸等中成药治疗。

临床上宫颈狭窄、子宫发育不良、贫血及术后身体虚弱的患者多属于此症。

4 血瘀型

行经腹痛，月经量少，夹有血块，疼痛剧烈且逐渐加重，大多经期不准，应当采用活血化瘀的治法，常用当归丸、益母丸、痛经丸、少腹逐瘀丸、妇科调经片等中成药治疗。若出血量多者不宜选用益母丸。

临床上子宫肌腺病、子宫内膜异位、盆腔炎症多属于此种类型。

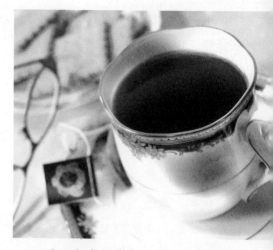

对于患痛经多年，久治不愈的人来说，有时多种症型相互交杂，气滞日久必有血瘀，血瘀时又易感寒湿，实症迁延不愈也会出现虚损。对这些患者可以使用乌鸡白凤丸治疗，它对原发性痛经或子宫肌腺病、子宫内膜异位症都有很好的疗效。研究证实，乌鸡白凤丸具有激素样作用，能使宫缩变得有规律，同时能活血止痛，温经驱寒，增强人体免疫力。痛经完全止住后巩固治疗3个月。整个疗程大约需6个月左右。但此药性温热，妇科炎症急性期不宜服用。

中药在治疗痛经方面有一定优势。通过辨证论治，许多痛经患者可以消除痛经带来的痛苦。但是在应用中药治疗时必须持之以恒，这个很重要。中药的作用与止痛药物不同，在痛经发作时服用中药往往不会像服用止痛药那样立竿见影，马上奏效，但它往往是从根本上治疗引起痛经的疾病。由于痛经是体内本来已存在的疾病在月经来潮时发作，所以从月经干净后就应开始服药，到下一次来月经时就可以观察到药物是否有效。在治疗了一个月经周期后，再次来经时疼痛会大大减轻或消失。但这并不意味着疾病已经痊愈，如果见到疗效就停药，疾病还会卷土重来，反复发作的妇科疾病往往更难治愈，这也是许多人服用中药治疗痛经无效的原因。

痛经女性如何自我调理

1 讲卫生

某些痛经是由于不注意个人卫生造成的。如外阴不洁、经期性交、细菌上行感染等引起宫颈炎、子宫内膜结核、子宫内膜炎等。在经期，盆腔血液循环增加，丰富的血液供应使致病菌大量繁殖，造成炎症加重，于是出现痛经。

讲究个人卫生，特别是月经期的卫生，对于痛经的康复有着良好帮助。一定要禁止经期性交、盆浴等。平时要勤洗外阴部，注意冲洗阴道；要穿宽松透气的内裤，而且要每天换洗；卫生巾、护垫要清洁，杜绝细菌上行感染。

此外，月经期间经血量多时要及时去卫生间排解，因为痛经患者子宫内膜内的肾上腺素较多，不及时排出经血会使经血中的肾上腺素重新吸收回子宫，增高子宫内肾上腺素水平，引起强烈宫缩。

2 避寒冷

大部分痛经患者的病因与感受寒冷有关，在寒冷的天气里不注意保暖，夏日贪食冷饮，都可以引起痛经。在行经时尤其不能吃雪糕、饮冷水，不能涉水、洗冷水浴或游泳。

3 调情志

聪明的女性应该要善于从生活中寻找快乐。当周围环境给我们带来压力和烦恼的时候，要想办法化解，善于摆脱困境才能使自己得到解脱。精神上的压力可导致痛经，而长期痛经

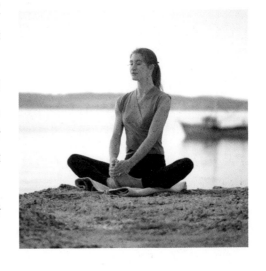

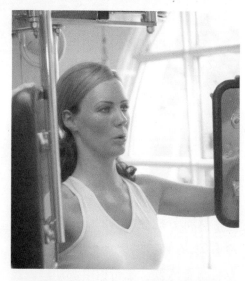

患者每到月经来临时又会加剧精神负担，使自己陷入恶性循环。因此，放松心情，抛弃烦恼，保持身心愉悦，对痛经患者来说是非常重要的。对于精神负担过重不能自我排解者，可寻求心理医生的帮助。

4 重饮食

一般来讲，痛经患者不宜过多食用寒凉性质的食物，如冬瓜、鸭肉一类性凉食物，而应尽量多食用一些温热行气通瘀的食物，如荔枝、牛羊肉、橘子、生姜、茴香、萝卜、枸杞子等。桂皮、川椒、八角等热性作料可在炖肉、煲汤时加入。以上食物性温热，急性期的妇科炎症患者不宜食用过多。

每天摄取适量的矿物质及维生素，也可以在一定程度上减轻痛经。

要做到这一点可以通过多吃腰果、开心果、松仁、瓜子以及果蔬等得到补充。

5 多运动

这一点对于那些早九晚五的上班族女性极为重要；同时，奉劝那些整日从事繁忙家务的女性，不要以为做家务很费力气，因此就等于在运动了，其实这与运动锻炼完全是两码事儿。只有运动才能使女性健康，游泳、登山、郊游、打球以及慢跑等等，选择一项你自己喜爱的运动，会大大改善你的体质。当你身体的防御系统变得坚固之际，病魔就会望而却步了。

什么是闭经

> 医学上把少女到 18 岁还不来月经，或者月经已经来潮并建立了正常的月经周期的育龄期女性，超过 3 个月以上不来月经，而又没有怀孕的情况称为闭经。

闭经又可分为原发性闭经和继发性闭经两大类。子宫发育尚未成熟，不能反应性激素，也就是说，性激素的到来并没有引起子宫内膜的增厚、脱落等周期性变化，没有来月经的这种情况称原发性闭经；人流刮宫过度

月经周期因何出现情绪波动？

大多数女性在月经周期中存在情绪波动问题，尤其是在月经前和月经期，情绪十分低落，抑郁或脾气急躁。主要表现为易怒、焦虑、烦躁等。那么，造成情绪波动的原因究竟是什么呢？

首先，情绪波动与月经周期中固有的性激素的波动有关。在经前期、绝经期、产后及服用避孕药的女性中常见抑郁的发生。看来性激素和抑郁两者之间必然存在某种联系。曾有人研究了用口服避孕药控制激素水平时的情绪波动问题，把受试者分为3组：过去和现在都不服用口服避孕药；服用复合口服避孕药（提供稳定、高剂量的雌激素、孕激素）；服用序贯口服避孕药（前15天服雌激素，后15天服雌、孕激素复合片，模拟自然周期，但激素处于高水平）。然后观察这些女性在月经第4、10、16天和经前2天的情绪。

结果显示，不服药组女性在月经周期中焦虑、易怒和敌对行为有统计学意义的改变；服序贯口服避孕药的女性也有类似发现；而服复合口服避孕药的女性的情绪、敌对行为和焦虑则无明显变化。因此该项研究提示，女性性激素水平恒定时情绪也是稳定的。

其次，情绪波动与文化修养、社会环境因素有关。由于传统习俗的长期影响，使女性认为月经前必然出现焦虑，这是对女性进行文化压迫的结果，她们在经前期总是期待焦虑、情绪低落的发生。

证明情绪与激素水平有关的例子很多。如痛经女性的心理发展可能不成熟，表现出神经质的性格；功能性子宫出血的患者中约有78%具有情绪障碍和性生活的问题，这都是因为紧张情绪会促进自主神经系统活动异常，进而引起血管变化而大量出血；而婚后多年未孕的女性确信自己已怀孕时可见有类似妊娠的闭经、乳房肿胀和早孕反应。这种假孕现象有雌激素的变化因素，更多的是渴望怀孕和害怕怀孕的矛盾心理所致。此外，子宫内膜切片或阴道涂片研究显示，经前焦虑患者在经前1周内的雌激素量增高，黄体酮量减少；经前抑郁患者的黄体酮则略低。

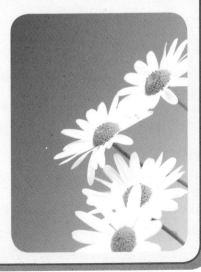

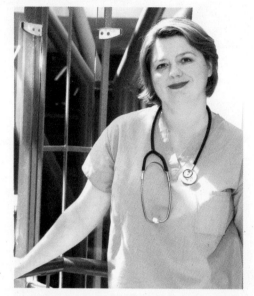

可引起子宫内膜损伤，使其无法呈现周期性变化；子宫内膜炎、子宫恶性肿瘤等疾病放疗后破坏子宫内膜，都可造成闭经，这些情况称继发性闭经。

还有一些内分泌系统的疾病，如闭经泌乳综合征、多囊卵巢综合征、肾上腺皮质机能亢进、甲状腺功能减退或亢进、肾上腺皮质肿瘤、胰腺病变等也可能引起闭经。

不过，如果女性月经逾期未至仅2个多月，这种情况是不能称为闭经的。青春期前、妊娠期、哺乳期、更年期的停经及绝经期后的月经不来潮均属生理现象，也不属于闭经。

月经的出现，主要是由于雌激素的周期性波动，这种月经称无排卵性月经。月经周期除受内分泌调节外，还受中枢神经的影响。青春发育期，

也正是由于神经内分泌系统发育不健全，所以月经初潮后的1年内，经常可见月经周期不够规律，这不是病态表现，属于正常现象。

那么为什么孕妇不会再来月经呢？原来是因为胎盘分泌大量雌激素及孕激素，对下丘脑及垂体产生负反馈作用，减少了促性腺激素的分泌，故妊娠期卵巢无卵泡发育成熟，也无排卵，月经暂停。

哺乳期女性在产后的一定时间内，体内促性腺激素水平低下，卵巢激素水平不高，因此也会出现闭经现象。但这时没有月经来潮并不代表没有排卵，临床上常见到一些哺乳期的女性产后月经还没有来，就已经再次怀孕的情况。

健康宝典

闭经预防与饮食

1. 增强体质，提高健康水平，平时加强体育锻炼，常做保健体操或打太极拳等。

2. 避免精神刺激，稳定情绪，保持气血通畅。

3. 经期要注意保暖，尤以腰部以下为要，两足不受寒，不涉冷水，并禁食生冷瓜果。经期身体抵抗力弱，避免重体力劳动，注意劳逸适度，协调冲任气血。经期不服寒凉药。

4. 加强营养，注意脾胃，在食欲良好的情况下，可多食肉类、禽蛋类、牛奶以及新鲜蔬菜，不食辛辣刺激食品。

更年期女性的卵巢功能开始呈渐进性衰退，故更年期女性月经周期呈不规则状态，甚至闭经。绝经是卵巢功能衰竭的重要表现，是月经的终结符号。

什么是原发性闭经

一般来说，女性第一次月经多在 13～15 岁前后，如果到 18 岁还不来月经，临床上称为原发性闭经。以下原因可以产生原发性闭经：

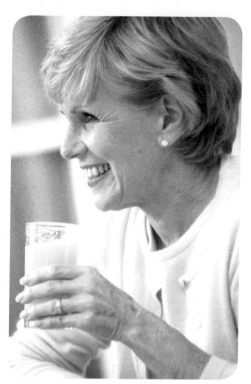

1 某些性激素分泌异常的疾病

如先天性肾上腺皮质增生症，也可引起原发性闭经。

2 先天性生殖道发育异常

如先天性无阴道，无子宫或子宫发育不全等。正常情况下胚胎期有两条原始生殖器官（子宫、输卵管、卵巢、阴道）；但由于某些原因两条生殖管道未能向身体中线横向伸延会合形成子宫，或会合后不久即停止发育而形成子宫或子宫发育不全，因而无月经。

3 染色体或性腺发育异常

这也常常是原发性闭经的原因，如先天性卵巢发育不全、单纯性腺发育不全等。

4 其他原因

少数情况下，原发性闭经还要排除外结核、妊娠，以及由于下段生殖道闭锁（处女膜、阴道闭锁）等引起的假性闭经。

遇到原发性闭经应尽量去医院检查，医生会根据其身体生长发育、乳房、生殖器官发育情况做一些必要的检查，如 B 超、腹腔镜检查以及性染色体测定观察性腺发育情况等来确定闭经的原因，根据不同病因可以给予必要的治疗。

什么是继发性闭经

> 继发性闭经指月经来潮后又有3个月或3个月以上未再行经，可由下列因素引起：

1 服用避孕药

服用避孕药后有时也可由于直接抑制垂体促性腺激素分泌而引起闭经。

2 外来因素刺激

如果闭经时间不长，或偶尔发生，可以回顾一下最近有没有像精神刺激、环境变化、过度紧张、劳累、寒冷刺激、营养不良等特殊情况。这些外界因素的变化有时可抑制中枢神经系统功能，从而减少垂体促性腺激素的分泌而引起闭经。

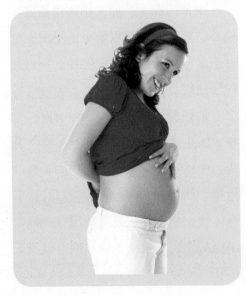

3 内分泌系统疾病

如闭经溢乳综合征（包括垂体瘤）、下丘脑—垂体功能障碍等也可引起闭经。

有些闭经患者经过身心调整或停服避孕药后，月经可自然恢复；有些闭经患者经用黄体酮、促排卵药等治疗后恢复；少数闭经患者则治疗效果不良，或难以治愈，只能以性激素作为替代治疗。

4 妊娠或绝经

已婚生育期女性应想到有无妊娠，更年期女性要考虑是否为绝经。

5 容易引发本病的妇科病

常引起继发性闭经的妇科疾病有子宫内膜结核、多次刮宫后引起的宫腔粘连、卵巢早衰、多囊卵巢等。

出现闭经后，特别是有泌乳、头痛等现象的应去医院检查，医生会根据闭经患者的情况做有关检查和激素测定，如测定卵巢雌激素水平、血泌乳素水平，必要时做蝶鞍X线检查确定有无垂体病变，做腹腔镜检查观察卵巢子宫的情况，根据检查结果来判断闭经原因。

什么是子宫性闭经

由于子宫本身的病变或功能丧失而引起的闭经叫做子宫性闭经。子宫内膜是经血的发源地，即使下丘脑、垂体、卵巢的功能正常，如果子宫本身不能对性激素（雌激素、孕激素）起反应，也不能出现周期性的变化，因此自然就不存在月经来潮了。

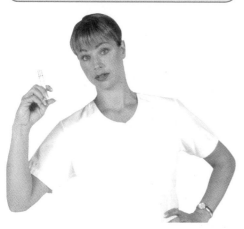

引起子宫性闭经的常见原因有：

第一，后天因某种原因（如子宫肌瘤）而切除子宫。

第二，子宫内膜严重受损，可由于多次刮宫或粗暴刮宫，使子宫内膜功能丧失而引起闭经。

第三，子宫缺失，如先天性无子宫、无子宫内膜。

第四，癌症患者宫腔内放镭治疗也可破坏子宫内膜。

第五，子宫内膜严重感染，如结核性子宫内膜炎，由于结核病灶破坏了全部子宫内膜，使其功能丧失而导致闭经。

第六，少数情况下某些神经反射性刺激，如产后哺乳过久，可使子宫内膜过度萎缩或消失而造成闭经。

第七，由于胚胎期生殖管道未能正常发育而形成的始基子宫、幼稚子宫等先天性子宫发育不全。

目前的医学水平还很难治愈子宫性闭经，因此预防该病发生是极为重要的。预防措施有：

第一，做好避孕工作，避免多次近期刮宫。

第二，产后哺乳不应过久，特别是以延长哺乳时间来避孕的做法，更是不可取的。

第三，避免结核感染并早期进行治疗，是预防由于结核感染而引起闭经的关键。

第四，医生手术操作应轻柔，避免过度损伤子宫内膜，亦可预防一部分生育年龄女性的子宫性闭经。

经期关节疼可以预防吗

答案是肯定的，通过以下方法就能做到：

第一，平时适当进行运动，尤其在月经前，散步、爬山等有利于缓解症状。关节疼痛较重的人可服用药物，如芬必得、扶他林等，或在医生指导下服用活血通络的中成药，如当归丸、木瓜丸或独活寄生丸等。

第二，生活要有规律，劳逸结合，张弛有度，保持充足的睡眠，尽量避免精神紧张与情绪波动。

第三，经前饮食宜清淡少盐、富于营养且容易消化。

如何处理放环后的月经不调

女性放置节育环后的一段时间内，有的会有月经过多的现象，如果出血量没有超过原来的1倍，月经周期不少于3周，或者经期不超过1周，都属正常现象；然而若在放环后出血量超过原来的1倍甚至更多，周期缩短至3周以内或经期延长超过1周者，应及时到医院检查。

大约13%左右的女性放置宫内节育环后出现月经过多、经期延长、月经周期缩短或不规则阴道流血，一般是由不合适的宫内节育器可能压迫子宫内膜，导致局部少许组织坏死以及炎症反应引起的。有的女性原来患有盆腔炎症，治疗后无自觉症状但未彻底治愈，放环后的异物刺激使原来的炎症复发，造成经血增多。另一方面，宫内节育器可以激活子宫内膜组织内的纤维蛋白溶解酶，而因为是一种溶血因子，不利于局部凝血，小血管总堵不住，所以就出现月经增多以及不规则阴道流血。

临床上，这种疾病的处理并不复杂。首先，医生在排除各种内科出血性疾病及肝脏病之后，可施以止血及消炎治疗，如用维生素C、维生素K、云南白药及止血敏等止血；同时，服乙酰螺旋霉素或甲硝唑、头孢拉定等药物消炎，防止因出血造成抵抗力下

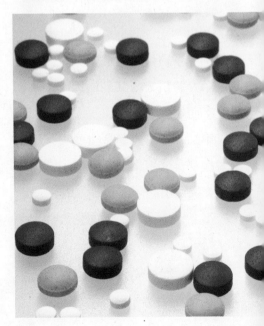

降而导致炎症蔓延。如治疗 60 天左右不愈，应考虑取出宫内节育器。要注意的是，在取环同时，应做一个诊断性刮宫，这样可以将坏死的、有炎症的子宫内膜组织全部消除，达到迅速、彻底止血的目的。同时，刮出的子宫内膜要做病理检查，排除恶性病变的可能。

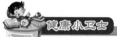
健康小卫士

痛经如何预防？

1. 不要随便用药

痛经的用药，多在月经前1周开始。应根据患者寒热虚实，进行辨症施治。否则，不仅不利于治疗，反使痛经加剧。例如，在月经期间应忌用西药如促凝血药和止血药，因为这类药不利于经血畅行，可加重痛经。

2. 防止房劳过度

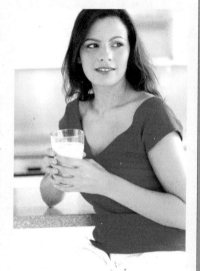

房事过频，或经期家务繁重劳累过度，均可导致精血亏少，冲任二脉气血运行不畅，胞宫失养而导致痛经。又平素房事不洁，不注意经期卫生，可致盆腔感染炎症，也是导致痛经的因素。所以痛经发作时，应卧床休息，绝对禁止性交；腹痛畏寒者，应做腹部热敷，或注意下腹保暖；给予精神安慰，保持心情舒畅，对缓解痛经均有好处。

3. 防止寒邪侵袭

在月经期，由于冒雨涉水、坐卧湿地、下水游泳等可感染寒邪。寒邪客于下焦，侵于胞宫，可出现小腹冷痛。因此在月经期，注意腹部保暖，双脚勿下冷水，有利于防治痛经。

4. 控制情绪波动

年轻女性由于升学落榜、失恋，成年女性由于久病缠身等，都可引起剧烈的情绪波动。沉重的思想负担，过分的忧郁沮丧，再加上对痛经的敏感、恐惧、紧张心理，均可刺激中枢神经系统，使子宫过度地收缩及子宫血流量减少，可引起痛经或使痛经症状加重。所以，保持心情愉快，尽量控制自己的情绪变化，有利于痛经的防治。

如何处理人流后的月经不调

人工流产后卵巢一般可在20天左右内恢复排卵功能，30天左右月经来潮。但有少数女性在人工流产后出现经期延长、周期提前或延后、闭经等月经失调现象。这种情况一般在2～3个月后恢复正常，少数人持续时间更长。出现这种情况与以下几方面因素有关：

1 并发子宫内膜炎

人流术后由于免疫力下降或过早性生活并发子宫内膜炎，使子宫腔因炎症而产生粘连，也可导致闭经或月经量少，患者术后大多有发热、下腹痛等伴随症状。

2 妊娠突然中止的影响

人工流产术后突然终止妊娠，身体内分泌系统发生变化，使卵巢一时不能对垂体前叶的促性腺素发生反应，因而出现月经失调及闭经。同时由于人流前后处于过分恐惧、紧张、忧伤等情绪中，神经内分泌系统抑制了下丘脑、脑垂体、卵巢的功能，从而造成月经异常。

3 宫颈管黏膜损伤

在吸宫过程中，若吸管过于频繁出入宫腔，损伤宫颈管黏膜，使宫颈管粘连，致使经血不能排出而导致下腹闷痛；若不及时治疗，则呈周期性下腹闷痛，但无月经来潮现象。

4 手术创伤的破坏

人流手术吸宫所致的手术创伤，使子宫内膜功能层受到破坏，出现月经延迟、过少甚至闭经。

上述前两种情况一般可在短期内恢复，如果不恢复可采取孕性激素（雌、孕激素）进行周期性治疗，促使子宫内膜生长，并能防止再粘连。在治疗中发现，用中药调理效果也不错。对术后感染者可应用抗生素治疗。对颈管或宫腔粘连者可用探针、分离器或宫腔镜下分解粘连。

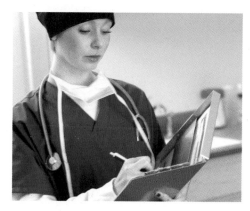

对闭经、月经量少治疗无效者可采取术后放置节育环的方法。一般经上述治疗绝大部分患者月经可以恢复正常。

二、外阴瘙痒

什么是外阴瘙痒

外阴瘙痒是指外阴各种不同病变所引起的一种症状，常给患者带来非常沉重的思想负担和精神痛苦，甚至可影响工作和休息。发痒部位大多在小阴唇和阴蒂附近，并可逐渐发展至全部外阴以及肛周与会阴部。常为阵发性，严重时则昼夜皆可有难以忍受之瘙痒。一般昼轻夜重，且于月经期间加剧。长期瘙痒可导致溃破、红肿并继发感染，局部皮肤增厚、粗糙、发硬而有细窄裂痕。

引起外阴瘙痒的局部原因以霉菌性和滴虫性阴道炎最为常见；蛲虫病引起幼女肛门周围及外阴瘙痒，一般发生在夜间；外阴白斑、过敏反应与化学品刺激；如冲洗外阴和阴道的药物（新洁尔灭溶液、呋喃西林溶液及高锰酸钾）、阴道内用药（磺胺、洗必泰栓、避孕药膏）、肥皂、避孕套、

健康小卫士

外阴瘙痒注意事项

1. 注意经期卫生，行经期间勤换月经垫，勤清洗。

2. 保持外阴清洁干燥，不用热水烫洗，不用肥皂擦洗。

3. 忌乱用、滥用药物，忌抓搔及局部摩擦。

4. 忌酒及辛辣食物，不吃海鲜等极易引起过敏的药物。

5. 不穿紧身兜裆裤，内裤更须宽松、透气，并以棉制品为宜。

6. 局部如有破损、感染，可用1：5000 高锰酸钾溶液（在温开水内加入微量高锰酸钾粉末，使呈淡红色即可，不可过浓）浸洗，每日2次，每次20～30分钟。

7. 就医检查是否有霉菌或滴虫，如有应及时治疗，而不要自己使用"止痒水"治疗。

8. 久治不愈者应作血糖检查。

化学纤维内裤、橡皮或塑料月经带等可因直接刺激或过敏而引起接触性皮炎，造成局部瘙痒；不注意外阴局部清洁，使汗液、经血、阴道内分泌物、尿液、粪渍等污垢积存，以及尿瘘、尿失禁和粪瘘的污染，均可引起瘙痒；肥胖、多汗、内裤过紧不透气可因湿热郁积而致瘙痒。全身性原因如黄疸、糖尿病、卵巢功能减退、某些

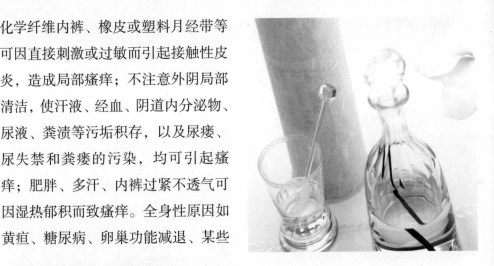

K 抗病最前线

外阴瘙痒原因面面观

1. 局部因素

(1) 药物过敏或化学刺激：避孕套、肥皂、苯扎溴铵等都易引起接触性或过敏性皮炎，出现外阴瘙痒等症状。

(2) 皮肤病变：疱疹、寻常疣、肿瘤等均可引起外阴瘙痒。

(3) 不良卫生习惯：不注意外阴局部清洁，汗液、皮脂、经血、阴道分泌物长期刺激，或尿、粪浸渍，都可引起外阴瘙痒；经期卫生巾应勤换，不穿不透气化纤内裤，以免因局部长时间湿热郁积而诱发瘙痒。

(4) 阴道炎症：霉菌性阴道炎和滴虫性阴道炎是引起外阴瘙痒的最常见原因。疥疮、阴虱、蛲虫病也可以导致发痒。

(5) 外阴鳞状上皮细胞增生：以奇痒为主要症状，伴有外阴皮肤发白。

2. 全身性因素

(1) 月经期：外阴局部充血也可出现瘙痒不适。

(2) 糖尿病：患该病时会刺激外阴皮肤，尤其是伴发念珠菌外阴炎时，外阴瘙痒更为严重。

(3) 原因不明：病因不明，部分患者十分严重，甚至萌发自杀念头。有学者认为与精神或心理多方面因素有关。

(4) 其他疾病：维生素 A、B 缺乏，贫血、白血病等慢性病患者出现全身瘙痒时，也会有外阴瘙痒。

血液病及过敏反应也可引起本症。

如何防治外阴瘙痒

> 本症以预防为主，要注意局部清洁、经期卫生；内裤要宽松透气；局部禁忌搔抓、禁用热水烫洗，无继发感染时，不宜用高锰酸钾溶液洗涤外阴；忌酒及辛辣或过敏性食物。

治疗应从根除引起瘙痒的局部及全身性因素着手，如霉菌性和滴虫性阴道炎、蛲虫病及糖尿病等。急性炎症时可用 3% 硼酸溶液湿敷，洗后局

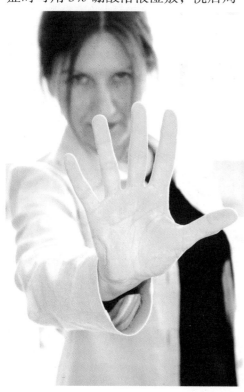

部涂搽 40% 氧化锌油膏。慢性瘙痒可用 0.025% 地塞米松冷霜或 2% 苯海拉明软膏涂搽。症状严重时可口服扑尔敏 4 毫克，苯海拉明 25 毫克，这样同时有镇静和脱敏的功效。卵巢功能低落或更年期女性，可于月经第 6 ~ 26 天内给用己烯雌酚，最后 6 天内，每日加用 7 毫克左右安宫黄体酮（口服）。有继发感染时可应用抗生素，局部用抗生素类软膏或中药黄连膏涂用。

三、外阴炎症

什么是外阴炎

> 外阴炎是指外阴部皮肤发炎，由于外阴部的阴道、尿道、肛门的分泌物和排泄物污染局部，降低了外阴部皮肤及黏膜的抵抗力，以及病原菌的侵犯引起。

外阴炎的症状有外阴皮肤瘙痒、疼痛或烧灼感，于活动、性交后加重，局部肿胀、充血，有时可有湿疹或溃疡。长期慢性炎症可导致局部皮肤粗糙、增厚，甚至发生皲裂。注意个人卫生，经常换洗内裤，保持外阴清洁、干燥可预防外阴炎。发生外阴炎后要

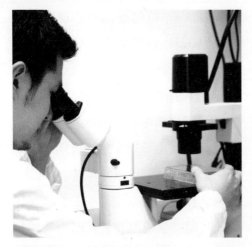

消除病因。局部用洁尔阴、1：5000的高锰酸钾溶液、日舒安等坐浴，每日2次，每次30分钟左右。皮肤有破溃可涂抗生素类软膏。慢性外阴炎不能因皮肤瘙痒而用热水烫洗，否则会适得其反，愈来愈痒。近几年来，治疗各期外阴炎均可采用物理疗法，如超短波治疗、激光治疗、微波治疗等。

什么是外阴白斑

> 外阴白斑也称外阴白色病变，是一种常见的妇科顽疾，以外阴皮肤和黏膜变白变萎缩或粗糙、瘙痒为主要特征。其确切病因尚不明确，可能与外阴局部深层结构组织中神经血管营养失调，或与皮肤里存在的一种特殊蛋白质抑素有关。

外阴白斑早期患处组织增生或红

外阴白斑传染吗?

根据国内外大量文献报道，现在尚未发现外阴白斑具有传染性。因此，如朋友、同学、战友间患有此病者，大家不必惊慌失措，不要歧视、讨厌和疏远她们，以免给她们造成心理上的负担，那样做也极易误导患者。

夫妻间更是如此，对该病要有正确的认识，丈夫在妻子患病的时候，更要体贴她，亲近她，提醒她按时用药，帮助她树立战胜疾病的信心和勇气，这对患者的康复是非常重要的。

过去对外阴白斑多主张进行外阴切除术，因为认为是一种癌变，但术后复发率高。临床证明，为控制局部瘙痒或恢复外阴皮肤的正常形态，药物治疗能取得较好效果，故目前多主张非手术疗法。对外阴白斑患者，要控制炎性刺激，有外阴部炎症或阴道分泌物过多者，应做相关的处理。经常保持外阴清洁、干燥，忌用肥皂或其他刺激性药物擦洗，谨防抓伤，避免辛辣刺激性饮食。衣着宽松，以棉织品为宜。精神紧张且瘙痒严重者可服镇静、脱敏药物。一般治疗多采用红霉素软膏和维生素E进行局部涂抹，每天3次。

肿、肥大角化，以后皮肤变白变厚变干燥，并发生皲裂，局部弹性消失，刺痛及瘙痒，可因瘙痒而诱发继发性皮炎。病变起初出现在小阴唇及阴蒂，然后可向大阴唇、会阴部及肛周蔓延。外阴白斑少数病例可能会癌变，需要通过病理检查进行确诊。

怎样防治外阴白斑

> 外阴白斑是一种比较常见的妇科顽症，常常给患者带来很大痛苦和精神紧张。

外阴白斑是外阴部皮肤出现局限性或不规则分散的白色斑块。发病早期外阴部表现为红肿、干燥，皮肤增

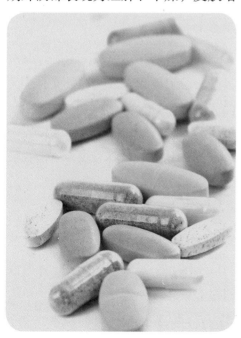

厚变白，小阴唇萎缩，患者感到奇痒难忍。严重时，皮肤发生裂纹和溃疡，还可伴有外阴部隐痛、烧灼感或剧痛，导致性交困难。它的发病原因目前尚不十分清楚，中医认为多因湿热郁积或血虚生风化燥所致，而现代医学一般认为很可能与慢性炎症有关。

外阴白斑经过适当治疗可以好转，甚至痊愈，所以患者完全没必要提心吊胆。首先应保持外阴部清洁、干燥。避免搔抓，局部可用些止痒药物，也可用些小剂量的丙酸睾酮等。还应改善全身营养状况，给予充足的维生素和铁剂。此外，把 1 支 5- 氟尿嘧啶药液倒在纱布上，用卫生带固定在外阴部，24 小时后弃去纱布，隔日 1 次，3 ~ 4 次后停用，再用中药外洗。常用中药方剂和用法为：麻黄 10 克，茺草 10 克，地丁 10 克，紫荆皮 10 克，川椒 10 克，大青盐 10 克，苦参 10 克，蛇床子 10 克，地肤子 15 克，白蒺藜 10 克，大葱根须 3 个，樟脑 10 克（后下）。放水 500 毫升煎熬 15 分钟后即可用。每日熏洗 2 ~ 3 次，一般 30 天后皮肤会逐渐变色，直至治愈。

外阴白斑虽不是什么大病，但它有可能癌变，故应对病变部位做活组织检查。一旦有癌变征象，应尽快做

手术或冷冻治疗，以破坏或切除有癌变危险的白斑组织。因此，为了防止早期出现外阴癌变，外阴白斑患者均应定期到医院复查。每个妇女平时都应注意保持外阴清洁，小便后用软纸擦干外阴皮肤，内裤不宜过紧，应柔软，最好不要在盆内或浴池中洗澡；切勿混用洗脸盆和毛巾以防止滴虫、霉菌及其他细菌的交叉感染。出现外阴瘙痒症状，应及时诊治，不可搔抓，以免发炎。所有这些，对预防外阴白斑的发生都是很有效的。

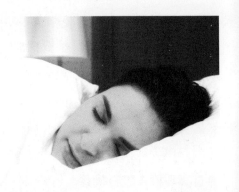

四、子宫出血

什么是青春期子宫出血

> 青春期子宫出血属于无排卵型功能性子宫出血的一种类型。据调查，大部分女性都出现过青春期子宫出血的现象，只是程度轻重不同而已。

青春期子宫出血和卵巢的功能有关系。正常情况下，卵巢能产生雌激素和孕激素，它们有规律地变化，从而周期性地改变子宫内膜。但是，青春期女性的卵巢尚未发育成熟，卵巢、垂体、下丘脑之间的协调关系还不完善，致使卵巢的功能很不稳定。又因为青春期女性情绪容易波动，或因精神过度紧张、环境和气候的改变、营养不良和代谢紊乱等机体内外因素，均可左右大脑皮层对卵巢功能的调节。卵巢功能因而失常，排卵发生障碍，即卵巢的卵泡发育增大而不排卵。增大的卵泡非但形同虚设，而且还不断分泌雌激素（由于没有黄体生成不分泌孕激素）。子宫内膜长期受到雌激素的作用而过度增生，变得很厚。但因雌激素分泌的量又有很大的波动性，当雌激素分泌水平下降时，子宫内膜失去支持而脱落出血；当雌激素分泌水平上升时，子宫出血又停止。因此，临床表现经血量多，月经不规则。

青春期子宫出血可表现为月经延后或提前，或月经周期正常，而月经量过多或连绵不绝没完没了。也可表现为月经周期缩短，月经频繁，完全没有规律。如果出血量多，出血时间长，常可引起贫血、耳鸣、头晕、面色苍白、乏力等症状，严重者还会发生休克现象，甚至危及生命，应当引起高度重视。

怎样治疗青春期子宫出血

青春期子宫出血的治疗原则是调整周期，控制出血，恢复卵巢排卵功能。止血可用己烯雌酚 1～2 毫克，每天 3 次口服，或苯甲酸雌二醇 2～5 毫克，每 3 小时左右肌肉注射 1 次，止血后改用己烯雌酚口服，并逐渐减量，每 3 天减服 1 次，每次递减原用量的 1/3 至维持量，每天 0.5 毫克维持 20 天。停药 2～5 天后有属正常现象的撤退性子宫出血。己烯雌酚常引起恶心呕吐，可同服维生素 B_6，

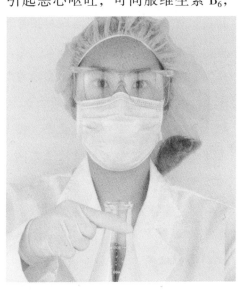

名家诊答

中医对功能性子宫出血的分型

1. 肝肾不足

素体肝肾不足，或早婚早育，房劳伤精，过多流产等，致使精血亏虚，肝肾阴虚。阴虚生内热，热灼冲任，迫血妄行而致功能性子宫出血。

2. 脾肾阳虚

素体脾肾阳虚，或房劳多产，久病损伤，饮食劳倦等脾肾受损。脾阳虚则统摄无权，肾阳虚则封藏失职，以致冲任不固，造成功能性子宫出血。

3. 瘀血阻滞

肝郁气滞，血行不畅；或寒凝血瘀，瘀血阻滞冲任胞宫，新血不得归经，故出现功能性子宫出血。若血瘀内滞日久化热，血络盛热而致出血不止。

以缓解其不良反应。控制出血后，可用雌、孕激素调整周期，每日口服己烯雌酚 1 毫克，连续 22 天，于最后 5 天每天加黄体酮 10 毫克肌肉注射。一般经 2～3 个周期的综合治疗，患者即能自发排卵。如仍无排卵，可在此基础上，于撤退性出血的第 5 天开始，每天服克罗米芬 50～100 毫克，

连服 5 天，可诱发排卵。一般以 3 个周期为 1 疗程。具体情况请遵医嘱。

此外排卵也可用绒毛膜促性腺激素，于月经周期的第 9 ~ 10 天开始，每天肌肉注射 1000 ~ 2000 国际单位，连续 5 天。基础代谢在正常范围内或偏低者，可每日口服甲状腺片 0.03 ~ 0.06，每月服用 15 ~ 20 天，经期停服，对调整卵巢功能具有很好的作用。具体情况请遵医嘱。

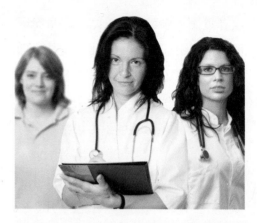

什么是功能性子宫出血

在没有其他器质性病变的情况下，子宫由于性腺激素功能失调而引起的月经过多或淋漓不尽的现象，称为功能性子宫出血，简称功血（中医叫做"崩漏"），属于一种常见的妇科疾病。临床上以卵巢内排卵功能的情况，将功血分为有排卵型功血和无排卵型功血两种类型。

有排卵型功血分为黄体功能不全和黄体功能持续过久两种，多见于育龄女性，尤其是产后或流产后更容易发生。黄体功能不全常表现为月经周期缩短、不孕或早期流产；黄体持续过久的表现是经期延长、淋漓不尽。

无排卵型功血多见于卵巢开始衰退的更年期女性以及卵巢开始成熟的青春期女性。主要表现为不规则子宫出血，有时先有数月或数周的停经，继之子宫大量出血。通常来说，无排卵型功血仅表现为经量增多，经期延长，一般不发生痛经，不过出血多者可表现为贫血。

怎样治疗功能性子宫出血

不论何种功血，治疗原则基本相同，即止血、调整周期和纠正贫血。青春期无排卵型功血患者，尚须促使卵巢恢复排卵功能。在治疗中，患者首先要提高对本病的认识，解除思想顾虑，避免过度疲劳，注意休息，加强营养，树立战胜疾病的信心。有严重失血或休克时应立即补液、输血及止血。最常用的、有效的止血方法是刮宫，而且可以协助明确诊断。

除部分青春期少女外，不论何种类型功血均应行刮宫术。应用药物止血的方法有两种：一种是采用注射黄体酮的方法使子宫内膜脱落干净；一种是使子宫内膜增生，可注射苯甲酸雌二醇。若配合抗血纤溶芳酸、6-氨基己酸、安络血、维生素 K、止血敏及中成药红孩儿片、毛猴子片、云南白药等止血药物，一般都可以达到止血目的。功血病久，可引起严重贫血及盆腔感染，应给予补血剂与抗生素。对有排卵型功血的治疗是促进恢复黄体功能，可在经前 8 ~ 12 天，每天肌肉注射黄体酮 10 毫克，共 5 天。对更年期女性以减少出血、调整月经为主。首先应作分段刮宫，在排除生殖系统器质性病变和恶性疾患后，口服混合型制剂调整周期，如避孕片 I 号或 II 号。或甲基睾丸素 5 毫克，每日 2 ~ 3 次，服药 3 周，停药 1 周，如无明显不良反应，可继续周期用药 3 ~ 6 个月，以诱导闭经。必须注意的是，每月用药总量不得超过 300 毫克。对年龄较大、出血顽固、久治不愈，并伴有严重贫血或刮宫显示子宫内膜腺瘤样增生者，应考虑子宫切除术。

上述药物治疗均不得滥用，必须在医生的指导下才能进行。因为治疗内分泌的药物很复杂，服用不当，会造成严重的月经紊乱。

五、子宫内膜异位症

什么是子宫内膜异位症

通常来说，子宫内膜的位置是子宫体壁的内层，如果子宫内膜组织生长在身体其他部位，称子宫内膜异位症。子宫内膜最常见异位于卵巢、子宫骶骨韧带、直肠阴道隔、子宫直肠凹陷等盆腔内部，亦可见于脐、膀胱、剖宫手术瘢痕、肺等远处。多发生于 30 ~ 40 岁的女性，20 岁前后发病者为数也并不算少，但未有月经初潮前发病者。

子宫内膜虽然发生异位，却仍然受卵巢激素周期变化的影响，同样发生周期性脱落与出血，血液积聚，刺激邻近组织引起粘连和纤维化，形成

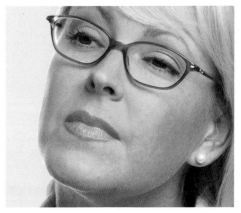

大小不等的硬结或包块。病变的部位和范围不同，引起的症状也不同。盆腔子宫内膜异位症时，可有进行性痛经、月经紊乱、性交疼痛和不孕等症状。卵巢内膜囊肿破裂时，出现急性腹痛。病变在膀胱，引起周期性血尿；在肺，伴有周期性咳血；在腹壁瘢痕中，则硬块在月经期明显增大、疼痛，月经后逐渐消退。

子宫内膜异位症的病因学说较多，但目前为止还没有定论。一般认为经血逆流与输卵管、卵巢、腹腔或随血种植在其他部位有关。预防子宫内膜异位症，重点是手术种植和防止经血倒流。对阴道横隔、宫颈管狭窄或闭锁及重度子宫后倾应手术矫正；在施行人工流产术时，应避免吸刮子宫颈管，以免术后颈管粘连。经期和人流后应避免各种手术乃至不必要的妇科检查。如必要检查时，动作应轻柔，避免用力挤压子宫。行宫颈电熨、冷冻、输卵管通液术、锥切整形术、子宫输卵管造影术及放置节育环时，应在月经干净后 3 ~ 7 天施行。剖宫手术时注意保护手术切口，谨防感染。

如何治疗子宫内膜异位症

治疗本病的目的，除解除病痛

健康透视 Jian Kang Tou Shi

束胸害处多

处于青春期发育阶段的少女千万不要穿紧身内衣。束胸对少女的发育和健康有很多害处。

1. 束胸时心脏、肺脏和大血管受到压迫，从而影响身体内脏器官的正常发育。

2. 束胸会影响呼吸功能。正常情况下，胸式呼吸和腹式呼吸两种呼吸动作协调配合进行，才能保证人体正常的气体交换；而束胸影响胸式呼吸，使胸部不能充分扩张，肺组织不能充分舒展，吸入空气量减少，以致影响了全身氧气的供应。

3. 束胸压迫乳房，使血液循环不畅，从而产生乳房下部血液瘀滞而引起疼痛、乳房胀而不适，甚至造成乳头内陷，乳房发育不良，影响健美，也造成将来哺乳困难。

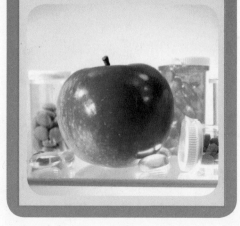

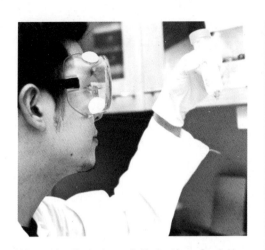

外，对部分患者还应恢复其生育功能。以性激素疗法为主，常用的有孕激素周期疗法，如甲孕酮，自月经周期第6～25天服药，每日4～5毫克，可连续服用3～6个周期；雄激素疗法，如甲基睾丸素每日5毫克舌下含服，连续服3～6个月；丹那唑疗法，丹那唑是治疗子宫内膜异位症较为理想的激素类药物，每日400～800毫克，连续服3～6个月。对于症状严重而药物治疗无效或疑有卵巢肿瘤可能的，可予以手术根治。

六、前庭大腺炎

什么是前庭大腺炎

在阴道口两侧边缘、大阴唇下方有一对腺体，如黄豆大小，开口于前庭后方，这就是前庭大腺。在性兴奋的时候，可分泌出黄白色黏液样液体，以润滑阴道。由于经血、性生活或分娩及其他因素致使外阴受到污染时，致使病菌等病原体趁机侵入前庭大腺内捣乱，引起炎症，即为前庭大腺炎。本病多发生于育龄期女性，病原菌多数为葡萄球菌、链球菌、大肠杆菌等，极少数为淋菌感染。

由于感染而引发的前庭大腺炎多为单侧，其症状为急性期时，细菌侵入前庭大腺管引起局部疼痛、肿胀，常伴有发热等全身症状，感染严重时还伴有脓性分泌物，形成脓肿，且会

健康小卫士

关注卵巢癌

卵巢癌容易误诊为卵巢的子宫内膜异位症，故诊断时必须慎重。卵巢癌一般无腹痛症状，如有往往也为持续性，不像子宫内膜异位症的周期性腹痛。检查时卵巢癌为实质感，表面凹凸不平，体积亦较大。

而后者还可能伴发其他部位的子宫内膜异位症，并兼有各部位病变的体征。若是难于鉴别，年龄大的应实行剖腹探查，年纪轻的可短时按子宫内膜异位症治疗，以观察疗效。

加重疼痛。前庭大腺炎发展到严重程度时，会对会阴部及对侧外阴部也造成影响，常伴有腹股沟淋巴结肿大。

前庭大腺炎该怎样防治

1 预 防

前庭大腺炎主要是致病菌侵入前庭大腺引起感染而发生的，因此，保持外阴清洁是预防前庭大腺炎发生的主要方面。

（1）经期应绝对避免性交活动。

（2）注意个人卫生，保持外阴清洁，最好每日清洗。

（3）外阴部感染上炎症（如外阴炎等）后及时治疗。

（4）应穿棉织品的、不穿化纤质地的以及密不透气的内裤。

如果这几方面都注意做好，就能在一定程度上预防前庭大腺炎的发生。

2 治 疗

下面介绍前庭大腺炎的治疗方法：

（1）脓肿形成者应切开引流。

（2）慢性期之囊肿可住院行手术摘除或造口。

（3）急性期可给予局部热敷，并用抗生素治疗，一般青霉素40万单位，链霉素0.5克肌注。

七、阴道炎

什么是滴虫性阴道炎

滴虫性阴道炎是由于阴道毛滴虫在阴道内生存繁殖所引起的炎症。滴虫对环境的适应力及传播力均很强，可通过性交直接传播，或通过游泳池、浴巾、医疗器械等间接传播。

阴道感染滴虫后，主要症状为白带增多，质稀薄呈泡沫状，乳白色或黄色，有时混有血色或为脓性，有腥

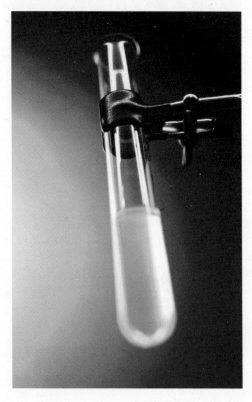

滴虫病与宫颈癌

女性患有阴道滴虫病时，宫颈细胞学检查有时可以出现核异质，而在宫颈癌患者的涂片中有时也有滴虫存在，因此曾经有人怀疑阴道毛滴虫有致癌作用。但后来又发现这些细胞学的改变可以逆转，当滴虫性阴道炎治愈后10周左右，宫颈细胞学涂片可以转为正常。于是，关于生殖道滴虫病是否能够导致宫颈癌的问题，引起了医学界的重视。有的学者认为，滴虫性阴道炎患者宫颈细胞学出现的核异质是因炎症引起的，阴道滴虫感染不会引起宫颈癌。然而流行病学调查却证明，阴道滴虫是引起宫颈癌的独立的危险因素。因此，为了健康起见，女性朋友平时应注意滴虫病的防治。

臭味。多数患者有外阴瘙痒、刺痛、灼热、性交疼痛等。伴有尿道感染时，可出现尿频、尿痛甚至血尿。少数患者有全身乏力、腰酸及下腹痛的症状。不过，约有半数带虫者无症状。滴虫能吞噬精子，又能阻碍乳酸生成，以及阴道内多量分泌物的存在，均能妨碍精子存活而引起不孕。阴道壁上常有典型的红色颗粒，表面形状似杨梅果，后穹窿部位比较明显。在阴道分泌物中，镜下检查找到典型的阴道毛滴虫，才能确定诊断。

如何治疗滴虫性阴道炎

患者的内裤、毛巾均应用开水烫洗；治疗期间严禁房事，丈夫需检查尿液或前列腺液，如有滴虫，应同时治疗；做好卫生宣传，公共厕所应改为蹲式；提倡淋浴，公用浴巾、浴盆和游泳衣都要消毒；医疗单位应严格做好消毒隔离工作，以防交叉感染。

对滴虫性阴道炎患者而言，单纯局部用药不易彻底消灭滴虫，应结合全身用药才能获得根治。灭滴灵为口服高效杀滴虫药物，每次200毫克，每日3次，7天为1疗程。服药后，可能有些胃肠道反应，如食欲减退、恶心、呕吐等。治疗后查滴虫转阴时，

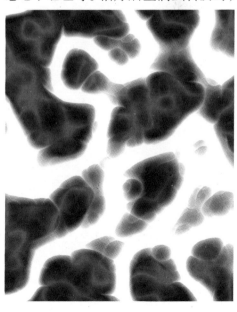

什么是霉菌性阴道炎

> 霉菌性阴道炎是霉菌中的一种白色念珠菌感染所致。孕妇及糖尿病患者、接受大量雌激素及广谱抗生素治疗者，因阴道内糖元增多、酸性增强、微生物之间的相互抑制关系发生改变，成为霉菌繁殖的渊薮，易于感染。

霉菌性阴道炎主要表现为阴部奇痒及白带增多，严重者坐立不安，影

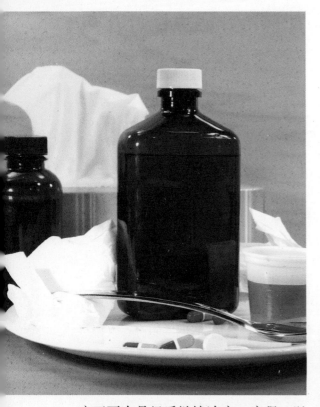

健康透视 Jian Kang Tou Shi

霉菌何处藏？

1. 阴道

有68%的女性会患上霉菌性阴道炎，故应保持阴道清洁卫生。

2. 胃肠道

胃肠道菌群一旦失调，很容易变成霉菌滋生的场所。

3. 脏指甲

无孔不入的霉菌经常会入侵指甲缝，造成难看的灰指甲。

4. 皮肤褶皱

皮肤褶皱内可能会有大量的霉菌寄生，所以肥胖者要谨防体癣。

5. 臭脚

脚臭味很重、汗多、经常闷脚的人要注意，你的脚有可能变成霉菌的乐园。

应于下次月经后继续治疗1疗程，以巩固疗效。丈夫应同时进行治疗。幼女、未婚女性因阴道用药困难，可以采用口服灭滴灵的办法。局部常用药为滴维净、灭滴灵、卡巴肿，每晚塞入阴道1片，10天为1疗程。如塞药前先用肥皂水擦洗阴道壁，继用1%乳酸或0.5%醋酸冲洗阴道，可提高疗效。

当阴道内酸性降低时（例如月经过后），滴虫性阴道炎往往易于复发，所以在治疗后检查滴虫已为阴性时，仍应于每次月经后复查。如连续3次复查均为阴性，方为治愈。

响睡眠，并伴有外阴、阴道灼痛，排尿时尤为明显，还可出现尿频、尿痛及性交痛。白带黏稠，呈白色豆渣样或凝乳样，有时白带稀薄，含有白色片状物或表现正常。

妇科检查时，可见小阴唇内侧及阴道黏膜附有白色片状薄膜。擦除后可见整个阴道黏膜充血红肿。急性期还可见到受损的糜烂面或浅表溃疡。取阴道分泌物作涂片可见典型的白色念珠菌，即可明确诊断。

如何治疗霉菌性阴道炎

> 注意皮肤和外阴部清洁，防止霉菌病交叉感染，合理应用广谱抗生素和激素，是预防霉菌性阴道炎的有效措施。白带中找到白色念珠菌后，如正在应用广谱抗生素或激素，应及时停止。霉菌加热至60℃，1小时后即可死亡，但对干燥、日光、紫外线及化学制剂的抵抗力较强。所以，患者换下的内裤、用过的毛巾和浴盆均应用沸水烫洗。

霉菌性阴道炎治疗关键在于改变阴道的酸碱度，造成不利于念珠菌生存的条件，及时应用杀菌药物。可用

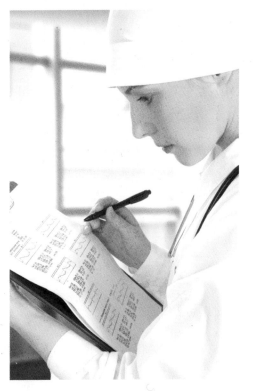

碱性溶液，如3%左右的碳酸氢钠（小苏打）液冲洗外阴、阴道或坐浴。轻轻拭干后，将制霉菌素栓剂25万单位塞入阴道深部，或用制霉菌素霜剂涂于阴道壁上，每晚1次或早晚各1次，共10～14天。65%左右的患者可治愈；也可用2%龙胆紫涂搽阴道，但疗效较差；用霉康唑或克霉唑栓或软膏每天2次用3天或每晚1次用7天，疗效比较好，有90%左右的患者可治愈。

霉菌性阴道炎可通过性生活感染，夫妇应同时进行治疗，治疗期间应避免性生活。

什么是老年性阴道炎

老年女性在绝经期后由于卵巢功能衰退，雌激素水平下降，致阴道黏膜上皮萎缩变薄，细胞内糖元减少而不能产生足够的乳酸以维持阴道正常的酸碱度，局部抵抗力减弱，易受细菌感染引起炎症。如有子宫内膜炎、阴道创伤或盆腔炎，更易诱发老年性阴道炎。

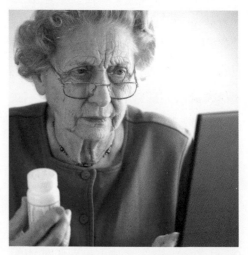

老年性阴道炎主要症状是白带增多，呈黄色浆液状。感染严重时，白带有臭味，呈脓性；黏膜有浅表溃疡时，分泌物可为血性，个别患者可有点滴出血。患者常伴有外阴灼热感或瘙痒。炎症常波及阴道前庭及尿道口周围黏膜，引起尿频、尿痛或尿失禁症状。检查可见白带增多，黏膜萎缩变薄，且呈红色，黏膜下可见小出血点。阴道细胞涂片及白带涂片，有排除特异性感染及防癌检查的意义。

如何治疗老年性阴道炎

老年性阴道炎的治疗原则是增加阴道的抵抗力及抑制细菌的生长。

局部用 0.5% 醋酸溶液或 1% 乳酸溶液或 1 ∶ 5000 高锰酸钾溶液冲洗阴道，每日 1 次，以提高阴道的酸度。冲洗后每晚将己烯雌酚片或栓剂 0.25 ~ 0.5 毫克塞入阴道内，7 ~ 10 天为 1 疗程。或用求偶素、抗生素配制软膏局部涂搽，每晚 1 次，10 天为 1 疗程。不能阴道塞药者可口服己烯雌酚 0.25 ~ 0.5 毫克，每晚 1 次，7 ~ 10 天为 1 疗程。过久或大剂量服用可引起撤退性出血。

八、宫颈炎

什么是宫颈炎

宫颈炎可分为急性与慢性两种，但临床上以慢性宫颈炎为多见，是一种育龄女性的常见病。子宫颈因分娩、流产、手术或性交受损伤时，细菌可乘机侵入引起急性发炎。

> 由于宫颈腺体有很复杂的分支，子宫颈管内膜褶皱多，不易彻底清除感染，因此急性期过后，常遗留慢性炎症。

急性发炎时，宫颈充血，又红又肿，一触即痛，阴道内有多量脓性分泌物，并有脓性黏液自颈管排出。严重时宫颈表面可有上皮脱落、坏死和溃疡。小腹胀痛，有时体温上升。炎症如向周围扩散至盆腔，可有下坠感和腰骶部疼痛，也可出现膀胱刺激症状。

转变为慢性炎症后，子宫颈会肥大、糜烂、变硬或形成腺体囊肿等病变。主要症状是白带增多。白带呈乳白色、黏液状，或淡黄色脓性。有宫颈息肉时，可有血性白带或性交后出血。白带的刺激可继发外阴—阴道炎，引起外阴瘙痒。炎症沿子宫骶韧带、主韧带扩散可导致盆腔结缔组织炎症，引起腰骶部疼痛、盆腔部下坠及胀痛，每遇经期加重，还可引起性交疼痛。炎症蔓延至膀胱三角区或膀胱周围结缔组织时，可有尿频及排尿困难。黏稠的脓性白带不利于精子穿过，可引起不孕。不过，也有相当一部分轻度慢性宫颈炎患者无症状，或仅有轻微症状。

如何治疗宫颈炎

> 急性宫颈炎主要是病因治疗。保持外阴清洁，禁忌在急性期作宫颈活检、息肉切除及电烙等手术；禁忌阴道冲洗及性生活。宫颈局部可用10%一见喜油膏涂敷，也可用抗生素如氯霉素或新霉素软膏涂敷。有全身炎性反应症状时应注意休息，并全身应用抗菌素类药物或配合中药治疗。

慢性宫颈炎往往会引起宫颈癌的发病，因此积极治疗宫颈炎对预防宫颈癌有重要意义。应根据不同的病变情况，分别加以处理。治疗前应先作宫颈刮片以排除早期宫颈癌。宫颈糜烂以局部治疗为主。

药物烧灼适用于糜烂面积较小和炎症浸润较浅的病例。常用药物为

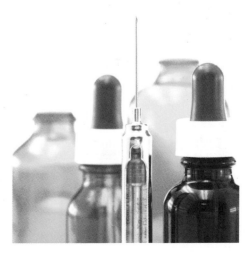

20%～50%硝酸银和重铬酸钾溶液。这两种药物的腐蚀作用极强，必须慎重使用；物理疗法适用于糜烂面积较大和炎症较严重的病例。一般只需要1次即可治愈，是治疗宫颈糜烂疗效较好、疗程最短的方法。常用的治疗方法有冷冻、电熨和激光疗法。利用激光治疗慢性宫颈炎是近年来临床上开展的有效疗法之一，近期效果比较满意，正在进一步研究和总结。如果是宫颈肥大、糜烂面深广且颈管受累者或上述方法无效的患者，可考虑宫颈锥形切除术或全子宫切除术。对涂片异常、早期宫颈癌待除外的患者，作诊断性锥切，可同时达到治疗宫颈炎的目的。宫颈息肉、宫颈撕裂及外翻，也属于手术治疗的范畴。

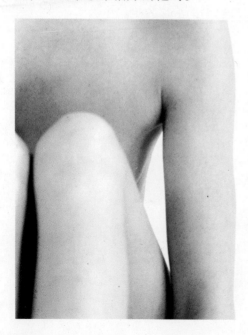

如果是先天性宫颈糜烂，多数患者会随年龄的增长或第一次妊娠后，糜烂面自行愈合，所以一般不需特殊治疗。

九、输卵管炎

什么是输卵管炎

在临床上输卵管或输卵管卵巢炎又称为附件炎。单纯的输卵管炎甚为少见。输卵管卵巢炎与盆腔腹膜炎很可能是输卵管炎在发展过程中的不同阶段。可分为急性和慢性两种。

急性输卵管炎的发病原因，多由于吸宫、刮宫、放环等宫腔内手术操作时消毒不严或直接将病菌带入宫腔，上行至输卵管而发生炎症。常引起输卵管粘连阻塞或伞端封闭，甚至输卵管积脓而形成脓肿。卵巢、盆腔腹膜常被累及，严重时成为输卵管卵巢脓肿。多发生在近期内有宫腔手术操作史的育龄女性。

急性输卵管炎的典型症状是发热和下腹痛。患者可先有发热然后感下腹痛，也可能齐头并进，两种症状同时发生。发热前可有寒战。下腹痛表

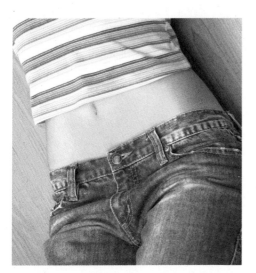

自管壁渗出充盈管腔，以致形成输卵管积水，外形呈肾形、椭圆形或葫芦形。如果炎症范围累及卵巢时，则输卵管与卵巢常粘连成块，或积脓渐被吸收而形成输卵管卵巢囊肿。

慢性输卵管炎的主要症状是疼痛，可以表现为下腹部坠痛、腰骶部胀痛、痛经或性交痛等，也可有白带或月经增多现象。慢性输卵管炎的另一症状是可有反复急性发作。发作的原因可能是重复感染，也可能因为患者机体抵抗力降低致使潜伏的细菌重新活跃。由于反复发作，症状可越来越明显。妇科检查时子宫活动受限制，附件增厚或形成肿块并伴有压痛。

输卵管炎的治疗可参照盆腔炎，两者的治疗原则基本相同。

现为双侧性的剧痛，但有时一侧可较另一侧严重。如果是右侧较重，往往有被误诊为急性阑尾炎的可能。如在月经期发作，则往往会延长经期或经量增多；如在非月经期发作，则患者可能有不规则阴道出血、白带增多等现象。少数患者伴有肠道及膀胱刺激症状，表现为腹泻、腹胀或尿急、尿频等。妇科检查时，可见到有脓性分泌物出现在宫颈外口，宫体正常或略大、质软，宫旁组织水肿、充血，有明显的触痛，推动宫颈时触痛尤甚，以致患者常拒绝检查。在尚未形成较大的输卵管卵巢炎性肿块时，增粗的输卵管往往难以摸到。

慢性输卵管炎往往是急性炎症的后果，常使输卵管增粗变厚，管腔粘连阻塞，伞端封闭；也可由于急性炎症期的脓液逐渐吸收，浆液性分泌物

输卵管炎的治疗

对急性输卵管炎、盆腔炎的治疗，必须消炎及时、有效、彻底，预防输卵管炎症慢性化粘连、堵塞导致不孕症。

1 控制感染

依据致病微生物及药物敏感试验，尽量恰当地选择有效的抗生素，量要足、消炎要彻底有效。

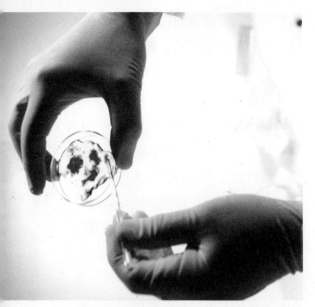

（1）非特异性细菌类感染：通常应用青霉素类、庆大霉素、红霉素、头孢菌素类均较敏感。生殖道常混合厌氧菌感染，应用甲硝唑或替硝唑。

（2）淋球菌感染：大量青霉素、头孢霉素类、大观霉素、二甲胺四环素。

（3）沙眼衣原体等感染：二甲胺四环素，比较敏感有效。

（4）清热解毒类中药等配合治疗。

2 一般治疗

卧床休息，半卧位以利炎症局限防止上行扩散。注意补充营养、维持水和电解质平衡，诊断明确后可适当用解热止痛药。

3 手术治疗

对输卵管卵巢脓肿，盆腔脓肿破裂患者，应及时手术清除病灶，以防炎症迅速扩散成败血症危及生命。对盆腔脓肿已局限的，若在后穹窿能触及饱满感、波动感，可行切开排脓并引流。

十、子宫内膜炎

什么是子宫内膜炎

> 子宫内膜炎是子宫体部的主要炎症，可分为急性和慢性两种，严重时可影响子宫肌层，成为子宫肌炎。

子宫内膜炎主要由产褥感染及感染性流产所引起。作宫颈扩张搔刮或宫颈电烙术，在宫腔内安放宫内避孕器、镭针，均有引起子宫内膜炎的可能；长期存在的输卵管卵巢炎或严重的宫颈炎、坏死性的内膜息肉、黏膜下子宫肌瘤或子宫内膜癌等亦可导致子宫内膜炎的发生。病原体大多为寄生于阴道或宫颈上的菌群，常见的有大肠杆菌、副大肠杆菌、链球菌、葡萄球菌等。

急性者可有下腹痛、轻度发热、白带增多等现象。白带可以是血性的，如系厌氧菌感染则可有恶臭。因分娩或流产引起者，症状常较严重。妇科检查时子宫略大，有压痛，质软。

慢性者主要症状是子宫出血，月经不规则，白带增多。约半数患者有坠胀感或下腹痛，少数患者可能有发热。妇科检查子宫有触痛，可能增大，宫旁组织可能增厚或有触痛。

慢性子宫内膜炎患者完全无症状约有 20% 左右。老年性子宫内膜炎患者，则常有绝经期后出血，兼有白带增多。白带往往较稀薄且可能为血性。遇有此种情况时，应首先想到患宫颈或子宫内膜恶性肿瘤的可能，并及时进行诊断性刮宫以明确诊断。

如何治疗子宫内膜炎

如急性子宫内膜炎发生在分娩或流产后，首先应考虑可能有胎盘残留并将其清除；如患者安放有宫内避孕器或镭针，应尽快将其取出，可以迅速减轻病情；如经超声或诊断性刮宫疑有黏膜下肌瘤或息肉存在时，应考虑手术切除子宫。

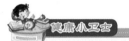

急性子宫内膜炎患者宜知

如果有流产后或产后明显腹痛现象时，要及时去医院就诊。确诊为急性子宫内膜炎后，一定要按医生的嘱咐足量用药，充分治疗。同时卧床休息，宜取半卧位，这样利于炎性渗出物局限在盆腔最下部和恶露的排出；保持外阴清洁，每日清洗外阴并更换内裤，防止重复感染；应多饮水，进食含丰富蛋白质、维生素的饮食；患病期间禁行房事；如果患者为产妇，不要因为产后或发热而紧闭门户，应该保持居室温暖通风，空气清新；穿着不宜过厚，以防出汗过多，着装被褥应该温凉适宜。

此外，患者应自己学会观察阴道分泌物或恶露量、质、色、味，以及腹痛的变化，判断治疗效果。

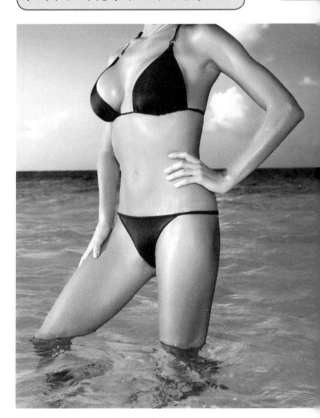

注意单用抗菌素是不会有效的。庆大霉素、卡那霉素对治疗需氧菌、大肠杆菌有效，而灭菌灵则对治疗多种厌氧菌有效。故可先选用庆大霉素70毫克左右肌肉注射，每8小时1次。同时口服灭滴灵0.4克，每日3次。治疗数日后炎症一般都能迅速被控制。不少人认为慢性子宫内膜炎仅扩张宫

名家诊答

子宫内膜炎影响生育吗？

急性子宫内膜炎主要发生在分娩、流产或宫腔手术操作尤其是非正规人工流产之后，病原菌有大肠杆菌、葡萄球菌、链球菌等，发病急骤，畏冷，下腹痛，有下坠感，阴道有大量脓性分泌物流出。病情如未能及时控制，炎症可继续上行蔓延，发展为急性输卵管炎、卵巢炎或盆腔炎。如治疗不彻底，病情可时好时坏，迁延时日，形成慢性子宫内膜炎。单纯的急性非特异性子宫内膜炎一般愈后对生育影响不大，但少数人可形成子宫内膜粘连而造成不孕。由于急性子宫内膜炎有时可引起输卵管炎、卵巢炎，这些炎症可长期不消，从而严重影响生育能力。结核性子宫内膜炎则会严重影响生育功能，是女性不孕的重要原因之一。

✖ 传统疗法

子宫内膜炎的中医疗法

1.瘀血阻滞型：治以活血化瘀，行气止痛。方用血府逐瘀汤加减。

处方：当归10克、川芎10克、桃仁10克、红花6克、赤芍12克、柴胡10克、川牛膝12克、枳壳10克、生地12克。

若小腹疼痛明显，加蒲黄10克，五灵脂10克，香附10克以活血行气止痛。

2.阴虚内热型：治以滋阴清热。方用知柏地黄丸加减。

处方：知母10克、黄柏10克、生地10克、山药10克、山萸肉10克、丹皮10克、泽泻10克、茯苓12克、女贞子12克、旱莲草10克。

若白带色黄臭秽，则加败酱草12克，生薏苡仁15克，车前子15克以清热利湿止带；若心烦急躁，则加炒山栀12克，郁金10克，柴胡10克以疏肝理气清热。

颈以利引流并去除诱因即可治愈，但也有主张应适当应用抗生素以提高疗效。对老年性子宫内膜炎患者，除在作诊断性刮宫时注意扩张宫颈口以利引流外，可用少量雌激素治疗，每日口服己烯雌酚1毫克，7～10日后改为每日服0.5毫克，约服用30天。

十一、盆腔炎

什么是盆腔炎

女性盆腔腹膜、内生殖器及其周围的结缔组织发炎时，统称为盆腔炎。炎症可波及几个部位，亦可局限于一个部位。其中最常见的是输卵管或输卵管卵巢炎，临床上又称为附件炎。有急性和慢性两种。

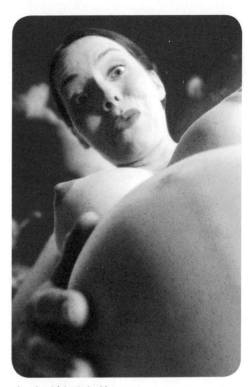

急性盆腔炎多由于产后、流产后、盆腔手术后病菌侵入宫腔创面所引起；少数因为不注意经期卫生以及邻近器官或身体其他部位的炎症，通过血行、直接蔓延或淋巴扩散以及上行性感染所造成。近年来发现滴虫、精子等可成为携带病原体的媒介，对阴道细菌上行性感染的机理又有了深层认识。临床表现为畏寒、高热、头痛、食欲不振、明显的下腹部疼痛、有臭味的脓性白带等。如有腹膜炎时可出现恶心、呕吐、腹泻等消化系统症状。如有脓肿形成，可有下腹包块及局部压迫刺激症状。包块位于前方可有尿痛、尿频、排尿困难等膀胱刺激症状。包块位于后方可有腹泻、里急后重感等直肠刺激症状。妇科检查子宫举痛，宫体及附件有明显压痛，有时可触及包块。

慢性盆腔炎大多由急性炎症转变而来，患者时有乏力、低热、精神萎靡等全身症状。由于炎症瘢痕粘连以及盆腔瘀血，引起下腹坠胀、疼痛、腰骶部酸痛、痛经、月经量及白带增多。常在过度劳累、性交过后及月经前后症状加剧或急性发作。如卵巢功能损害，可有月经失调；如输卵管粘连阻塞，常可发生输卵管积水及输卵管卵巢囊肿，严重影响生育功能（可导致不孕）。妇科检查时，子宫常呈后位、不活动，在某一侧或两侧有明显片状增厚或触及增粗条状的输卵管或有肿块。

如何治疗盆腔炎

对于急性盆腔炎患者，治疗一定要积极、彻底。由于盆腔炎多为混合感染，如细菌培养阳性，可根据药敏试验选择最有效的抗生素治疗；如无培养条件，应首选链霉素和青霉素。取半卧位以利于炎症局限化。若同时选用一种抗厌氧菌的药物，常可迅速控制炎症。近年来灭滴灵已被广泛应用于治疗厌氧菌感染，此药杀菌力强，不良反应少，而且价格低廉。对有炎性包块的患者，如果应用抗菌素治疗效果不明显的话，可考虑手术切开引流。

慢性盆腔炎因组织已发生改变，治疗效果多不明显。应注意解除患者的思想顾虑，树立战胜疾病的信心，加强营养，提高免疫力。局部理疗可促进盆腔血液循环，改善组织营养状态，提高新陈代谢，以利炎症的吸收

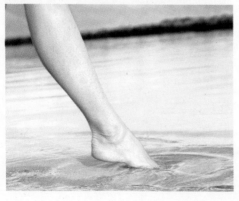

健康透视 Jian Kang Tou Shi

少女怎么会得盆腔炎？

1. 感染疾病

（1）最常见的是阑尾炎，若就诊延迟，阑尾化脓，炎性渗出物即可流入盆腔，引起输卵管炎。

（2）患急性肠炎，肠道内的病菌可经淋巴管传至生殖器，引起生殖器炎症。

（3）肺结核的病菌可经血流入盆腔。

（4）肠结核的病菌更可直接侵犯生殖器，引起生殖器结核病。

2. 经期盆浴

月经期抵抗力下降，下身泡在水中，水中的致病菌可经阴道上行进入内生殖器。此外，经期应禁止游泳，以避免水中病菌进入阴道、子宫、输卵管，引起炎症。

3. 不洁的自慰

脏手指或脏器械表面都沾有致病菌，甚至可能有淋菌、支原体等性病病原体。按摩阴蒂或插入阴道时，有可能将病菌带入体内，引发炎症。

和消退。常用的有短波、超短波等。可肌注糜蛋白酶促进炎症和粘连的吸收。中医中药通过辨证施治也有一定效果。如盆腔有肿块或症状严重，经常反复发作者，可考虑手术治疗。

十二、尿路疾病

如何防治尿道炎

尿道炎是由什么引发的呢？其原因主要有下列两种：

第一，由药物、食物过敏或病毒所引起。这种尿道炎称为单纯性尿道炎，可以自然痊愈。

第二，由淋菌以外的化脓菌（化脓性微生物）或大肠菌感染所引发的，叫做非淋菌性尿道炎。这种尿道炎的症状表现为排尿时会感到疼痛，以及尿道口会流出像脓般的黏液。在尿道

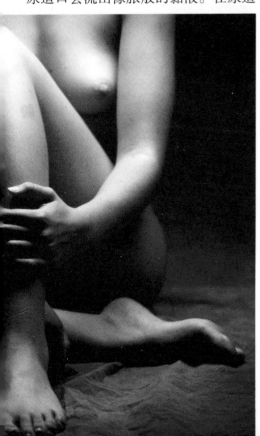

感染的细菌，很容易进入膀胱内，所以有时则会同时引发膀胱炎。

在治疗方面，先检查到底是受那种细菌感染所引发的，然后再使用最有效的抗生素治疗。

此外，还有一种尿道炎是由性交造成淋菌感染而引起的，称之为淋菌性尿道炎。这种尿道炎的症状非常明显，在排尿的时候，会感觉到如烧灼

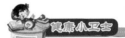
健康小卫士

不良习惯易引发尿道炎

1. 不要过分清洗阴道

女性的阴道里面有乳酸杆菌，是抵御细菌入侵的天然屏障，在阴道自净中起着重要作用，如果冲洗阴道过度，正常的阴道环境就会被破坏，容易造成感染引发尿道炎。

2. 解大便应注意

必须用软纸擦净，切记应从前向后擦，避免污染生殖道而并发尿道炎。

3. 少用护垫

护垫的不透气性，会使阴道氧气变少，使厌氧菌大量繁殖，阴道出现炎症，并发尿道炎。

4. 切勿摄入过多糖

不要吃含糖过高的食物，因为经常摄入含糖高的食物，阴道分泌物含糖量就会增加，导致阴道里的细菌大量繁殖，引发炎症。

般的疼痛。

女性感染了淋菌性尿道炎，生殖器会因此受淋菌感染，而并发阴道炎及子宫炎，严重者甚至会引起子宫内膜炎、膀胱炎，以及附属器官的炎症。同时，还会出现发热及下腹疼痛等症状。

在治疗方面，可以口服或注射青霉素之类的抗生素。最重要的是治疗一定要坚持，直到淋菌完全消失为止。

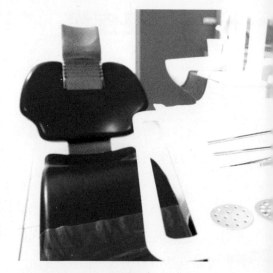

什么是女性尿瘘

> 女性尿瘘是指泌尿系统与生殖系统间有异常通道，表现为小便淋漓，不能控制，包括膀胱阴道瘘、尿道阴道瘘、输尿管阴道瘘、膀胱宫颈瘘等。

尿瘘发生的主要原因是难产导致的产科损伤，其次还有妇科手术损伤、膀胱本身病变，以及其他因素，如子宫托长期放置压迫阴道前壁缺血坏死，或放射性损伤、药物腐蚀等。患者除了有漏尿症状外，往往还合并外阴及臀部皮肤炎症、月经失调或闭经、泌尿系统感染、精神沮丧郁闷等。通过询问病史，结合症状检查体征，一般比较容易诊断。

如何防治尿瘘

> 尿瘘一般均需手术治疗。但如果尿瘘形成不久且瘘孔较小，应先试行非手术治疗，用保守性治疗有可能使瘘孔愈合。对于结核性瘘孔，也可先进行抗结核治疗，将结核病控制住，小的瘘孔也可能自愈。

绝大多数尿瘘患者需要手术治疗，手术的途径应根据瘘孔部位和发生原因而定，但绝大多数产科损伤尿瘘均以经阴道治疗为宜。手术时间依形成尿瘘的原因而定，新鲜瘘孔应立即进行手术，对一些炎症所致的瘘，应自发病之日起，等待3～6个月再进行手术，这时炎症消退，组织愈合力强。术后要注意科学护理才能取得手术成功。

尿瘘是可以预防的，重点在于提高产科质量，防止滞产和第二产程延长，因生产时间过长导致血尿时，产后应注意护理，保持膀胱空虚，及时恢复受压部位血流，同时预防感染，此外还要注意在妇科手术操作中避免手术误伤。

十三、乳腺疾病

怎样自我检查乳房肿块

有的女性，无意之中发现自己乳房长了肿块，就感到十分紧张，生怕患了乳腺癌。确实，乳房长肿块应当提高警惕，但乳房肿块有良性，也有恶性，因此，不必过分害怕，早发现、早诊断、早治疗是一项根本措施。

20～30岁的年轻女性，常常易发乳房纤维腺瘤。这是良性肿块，表面光滑，活动性好，手术摘除就可解决问题。

40～60岁的女性容易得乳腺癌。它是女性常见的恶性肿瘤，早期往往没有什么特殊症状，只在乳房里长出一个质地较硬、不疼不痒、表面不光

滑的小肿块，边界不清楚，活动性差。随着肿瘤的发展，肿块可与皮肤粘连，使乳房皮肤凹陷，乳头下陷。到了晚期，癌细胞侵入胸壁，使整个乳房不能移动，如果再扩散到肺、肝等脏器，那就非常严重了。乳腺癌可以手术治疗，再配合放射、化疗或中药治疗，发现得越早，治疗效果越好。早期发现，一般都能根治。

早期发现乳腺癌，最好的方法是学会自己检查乳房，据统计，自检发现的乳腺癌75%以上属早期性质，容易治疗。自检乳房的方法很简单，在床上平卧，先将右手举过头，使右

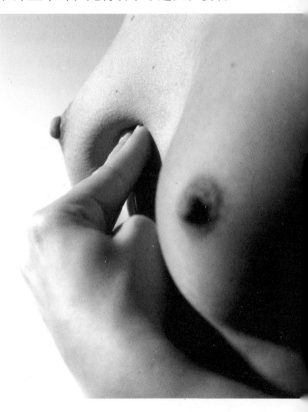

侧乳房平铺于胸壁上，再用左手手掌放在右侧乳房上，由一处开始，逐处按摸乳房，随后换右手按同样方法查左侧乳房。检查时应注意，不要用手指捻捏乳房，否则很容易误将捻掐住的正常乳腺组织当作乳房肿块。

美国癌症协会曾提出建议，中年以上的妇女应在每月月经过后进行一次乳房自我检查，每年请医生检查一次，每2年安排一次X线检查。目的是早期发现乳腺癌，以便得到理想的治疗。

如何应对乳腺炎

> 有很多原因可以造成乳腺炎，因此女性患了乳腺炎应该认真查找原因，并采取相应的治疗措施。

乳腺炎通常有急性瘀滞性乳腺炎和化脓性乳腺炎之分。前者是由于女性分娩之后2～3天，乳汁分泌旺盛起来，但此时乳管没有完全张开，使乳汁积存在乳腺内，乳腺组织的周围就会瘀血，渐渐就很难排出乳汁了。这就是急性瘀滞性乳腺炎，其症状是乳房发肿，有硬块，有烧痛感。

在治疗方面，需排除积存在乳腺内的乳汁，按摩乳头与乳房，并让全身放松。如果按摩无效，可使用冷敷或是使用消炎酸素剂进行治疗。

急性化脓性乳腺炎是由于细菌感染了乳腺，造成其化脓而引起炎症。通常最容易在授乳期发生，而且是已经有过生育经验的女性居多。

急性化脓性乳腺炎大多是因急性瘀滞性乳腺炎二次感染引起的。症状是女性生育之后15～20天，乳房红肿，并产生阵痛。

K 抗病最前线

自我按摩防治乳腺炎

推抚法：患者取坐位或侧卧位，充分暴露胸部。先在患侧乳房上撒些滑石粉或涂上少许石蜡油，然后双手全掌由乳房四周沿乳腺管轻轻向乳头方向推抚50～100次。

揉压法：以手掌上的小鱼际或大鱼际着力于患部，在红肿胀痛处施以轻揉手法，有硬块的地方反复揉压数次，直至肿块柔软为止。

揉捏法：以右手五指着力，抓起患侧乳房，施以揉捏手法，一抓一松，反复施术10～15次。左手轻轻将乳头揪动数次，以扩张乳头部的输乳管。

振荡法：以右手小鱼际部着力，从乳房肿结处，沿乳根向乳头方向作高速振荡推赶，反复3～5遍。局部出现微热感时，效果更佳。

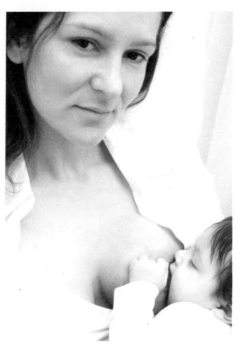

在治疗方面，除了可以服用抗生素之外，也可使用吸乳器吸乳，以防止乳汁滞留积蓄，并冷敷乳房。此种乳腺炎与急性瘀滞性乳腺炎不同，由于炎症蔓延范围广，所以按摩并不济事。

若是乳房内部积脓，就必须动手术将脓导出。治疗之后要保持安静，如是哺乳期女性一定要中止授乳。

哪些因素可以引发乳腺癌

女性重要的性征标志之一就是乳房。近年来乳房肿瘤的发病率呈上升趋势，其中以乳腺癌居多，特别是在一些经济发达的地区和大城市，乳腺癌已居女性恶性肿瘤的首位，而且以每年3%的速度递增，女性发病的年龄也出现年轻化趋势。

在子宫颈癌等恶性肿瘤发病率已得到扼制且已逐年下降的情况下，乳腺癌的发病率却为何呈现高发之势呢？

原因在于正常人体的细胞中存在着一种原癌基因，它是各种致癌因子作用的平台。正常情况下，原癌基因是抑制的、静止的。外界环境中的各种致癌因素，如不良的饮食习惯、生活方式、环境污染、嗜好烟酒等，都可能激活原癌基因，使它突变为癌基因。此外，癌的形成和发展还与机体对癌的免疫功能有关。只有当机体对癌的免疫能力完全丧失或明显下降之际，癌才有可能形成和发展。乳腺癌的形成和发展也是如此。

据分析，导致乳腺癌高发的主要原因有：

1 女性终身不乳

女性终身不哺乳也易发生乳腺癌。在当前职业女性中，婚后不育，产后不乳，甚至一辈子实行独身主义的大有人在，而婚后不认真避孕，发生意外妊娠时进行人工流产，导致继

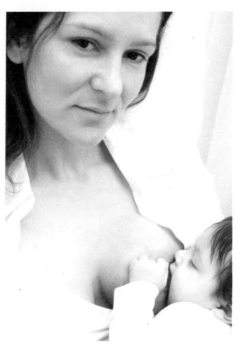

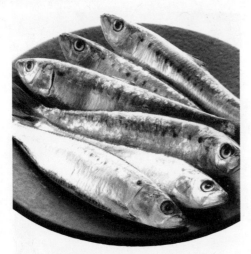

发不孕及原发不孕者更是为数甚多。虽有部分经治疗后得以妊娠，但治疗无效、未能妊娠者人数仍不少，最终由于不哺乳而增加乳腺癌的罹患率。

2 缺少体育锻炼

现在很多女性都要既忙里又忙外，再加之大多数家庭都有电视机和电脑，业余时间多花费在看电视、玩电脑上，难得有机会去进行体育活动，膳食中热量过剩，消耗少，超重、肥胖者比比皆是，产生乳腺癌也就顺理成章了。

3 膳食结构不合理

随着人们生活水平的提高，膳食结构向高动物脂肪、高动物蛋白及高热量转变，引起身体营养过剩，多余热量便会以脂肪形式在体内积聚，造成身体超重或肥胖。脂肪中的类固醇

经芳香化酶的作用，转变为雌激素雌酮。高水平的雌激素在对乳腺长期作用后会促使乳腺细胞发生癌变。体内脂肪积聚越多，产生的雌酮也越多，乳房癌变的机会也越大。由此可见，乳腺癌的发生与雌激素关系密切，而大量雌激素的产生又与肥胖有关。

健康小卫士

女性多吃鱼不易患乳腺癌

日本文部科学省研究小组调查发现，女性多吃鱼可降低患乳腺癌的危险。研究小组在 1988 ～ 1990 年间，对全国 25400 名 40 ～ 70 岁的女性进行了调查，主要是调查她们在日常生活中的吃鱼量和吃鱼次数，并在随后的时间里一直跟踪她们的健康状况，其中有 127 人患乳腺癌。调查显示，每天吃鱼的一组与每周吃鱼 1 ～ 2 次以下和不怎么吃鱼的两组相比，乳腺癌发病率低 43％。研究人员还发现，乳腺癌发病率与植物性脂肪摄取量无关。

为了探明其中的原因，研究人员进行了相关实验。

动物实验证明，鱼脂肪中含有的二十二碳六烯酸和二十碳五烯酸对癌细胞有抑制作用。研究人员认为可能是这两种酸发挥了作用，使常吃鱼的人患乳腺癌的危险性降低。

4 精神紧张

当代社会竞争日趋激烈，女性就业的压力大，下岗、失业对心理更是一种无形的摧残。此时有些女性不善于进行自我心理调节，长期受精神紧张、心理压抑及各种不良情绪的影响，久而久之易发生乳腺癌。目前，心理、情绪及乳腺癌发病的相关机理尚不清楚，有关专家推测可能与不良的精神因素引起人体免疫能力下降有关。

5 喜食油炸、熏烤食品

许多资料显示，经过烟熏火烤和油炸后的食品中，致癌的多环芳烃的含量较高，尤其是烤焦的部分含量最高。羊肉串、炸鸡腿等这些食品的主要消费者是青少年女性及部分中青年女性，这就为乳腺癌的发病提供了重要条件。

怎样才能预防乳腺癌的发生

在我们的生活中，存在着许多有助于乳腺癌发生的因素，也就难怪乳腺癌的发病率会居高不下了。要使乳腺癌发病率降下来，我们必须注意以下几点：

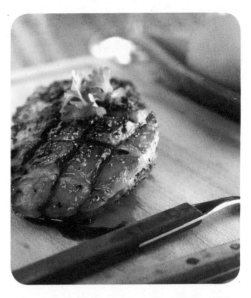

第一，养成良好的生活习惯。也就是改变不良的膳食结构和生活习惯。注意平衡膳食，合理营养，减少高脂肪和高碳水化合物的摄入，可以防止少女过早进入青春期和中年女性的超重、肥胖及绝经期延迟。平时要多食绿色蔬菜、豆类、豆制品及水果。

第二，加强体育锻炼。根据不同年龄，采取各自适合的运动，以消耗过剩的热量。

第三，落实避孕措施。避免或减少因意外妊娠造成的人工流产，以防继发不孕；同时注意个人卫生，避免不洁性交，防止不孕症的发生。

第四，雌激素类药物应在医生指导下谨慎使用，含有雌激素类药物成分的丰乳霜不宜使用。

第五，鼓励、支持母乳喂养。

第六，保持精神愉快，避免或减少精神心理紧张，学会自我调节、自我放松。

第七，重视乳房的自我检查和定期医学体检，有乳房疾病的应及时治疗，防微杜渐。

如何护理乳腺癌术后

乳腺癌和其他肿瘤一样，仍有复发的可能。乳腺癌手术患者出院时，伤口一般已经完全愈合了，这时首先要注意的是防止复发，切不可因做了手术就以为万事大吉了。局部复发多在术后2年内，其中约40%发生在术后半年之内。

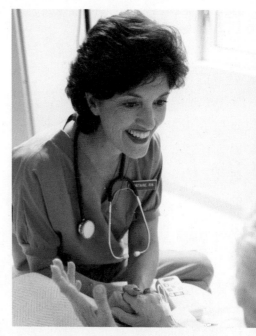

在乳腺癌术后6个月以内应每月到医院复查一次，以后每3个月复查一次。同时患者还要进行自我检查，经常触摸患侧胸壁、对侧乳房、双侧腋窝及锁骨上窝等部位，若发现有可疑的肿块，应立即到医院检查。2年以后复发的可能性就比较小了，这时可每隔6个月或12个月复查一次，以防向远处转移。为了防止复发，有时医生还要开一些抗癌药物，患者除按时服用外，更要定期复查。这时的复查除了预防肿瘤复发，还要检查这些药物是否会对身体产生不良反应，并及时调整用药种类及剂量。

除了复查之外就是功能锻炼了。由于乳腺癌手术范围较大，会不同程度地损伤局部皮肤、皮下脂肪、神经、血管、淋巴管以及肌肉等，从而影响患侧上肢的活动，甚至出现胸廓畸形。要预防这一点，最重要的是及时进行功能锻炼。

功能锻炼的方法很多，也比较简便。一般在手术后7天左右就应开始活动上肢，先使患侧手臂逐渐上举，开始时由于疼痛致使活动度很小，但不要着急，要坚持天天练习。当患侧手臂可以触到同侧耳朵时，可练习用患侧手臂梳头，先从患侧梳起，逐渐梳向对侧，直到可以触到对侧耳朵。另外还可将患侧手臂从背后逐渐向上摸，直到能摸到侧肩胛骨。同时还可做些扩胸运动，使患侧胸廓及肩关节得到适当的运动。由于手术中患侧淋巴结被清除，损伤了许多毛细淋巴管、血管，可能会影响上肢血液和淋巴液的回流，使患侧上肢肿胀而影响活动。为此，除要抬高手臂外，还应适当活动上肢，这样可以使肌肉收缩，以促进淋巴液以及血液的回流。若出现了上肢肿胀，则应尽量避免在患肢注射或静脉输液等。总之，只要及时坚持锻炼，患侧手臂功能是完全可以恢复正常的。

乳腺癌根治手术本身虽不会对整个身体健康产生严重影响，但失去一侧乳房势必给患者带来心理上的负担，特别是年纪还比较轻的女性，其心理负担会更重。为了弥补这一缺憾，在术后 2 年，如经医生检查确无复发，则可进行乳房再造术。

十四、子宫脱垂

子宫脱垂是怎么引起的

> 引起子宫脱垂的主要原因是分娩损伤造成的，如分娩时产道过度伸展撕裂，又没有及时修补，或子宫口未开全时过早用力，以及难产处理不当等均可造成支撑子宫的盆底组织松弛或撕裂。

健康宝典

性生活与乳腺疾病

医学研究发现，乳腺疾病与女性性生活有密切关系，女性的性压抑可以增加乳腺小叶增生与乳腺肿瘤的发病率。性生活的质量直接影响到女性乳房的生理健康。

在女性性反应周期中，乳房会有明显的变化，如乳头勃起、乳房增大肿胀等。性学专家认为，女性如果总是有性兴奋而不能达到性高潮，身体就会感到极度不适，未能释放的性张力很容易演变成痉挛和疼痛。中医认为，长期性生活不协调的女性容易发脾气，即肝郁气滞，气滞则乳络瘀阻聚结而成癖。乳癖即包括西医所说的乳腺小叶增生和乳腺纤维瘤等。

调查显示：我国患有乳腺小叶增生的女性有80%在性生活中从未达到过性高潮。另有资料显示，初婚年龄越大，乳腺癌发病率越高，这也表明正常的性生活对维持乳腺正常生理功能非常重要。

传统疗法

子宫托疗法治疗子宫脱垂

子宫托治疗子宫脱垂可以收到较好效果。此法简便易行，能使患者自行掌握，可用于各度子宫脱垂。子宫托种类繁多，目前常用的子宫托为塑料制蘑菇式。按托盘大小分为大、中、小三号(直径或横径分别为6、5、4厘米)。托盘又分为圆形与椭圆形两种。使用最多的为中号。托柄长约5厘米，向前弯曲以适合阴道弯曲度。

产后过早劳动，或患习惯性便秘、慢性咳嗽以及长期从事蹲、站工作，均可使腹腔内压力增加，造成子宫下移；老年女性或长期哺乳女性因雌激素水平下降，卵巢功能不良，生殖系统组织萎缩，或生育过多过密，体质虚弱，或未婚、未孕的年轻女性盆底组织发育异常，都可使维持子宫正常位置的组织松弛，使子宫脱垂。

子宫脱垂应该怎么防治

治疗子宫脱垂包括手术治疗和非手术治疗两种。非手术治疗的方法有很多，如子宫托、针灸、内服或外用中药等，其中子宫托的效果较好，既方便又经济。

子宫托适合于Ⅲ度子宫脱垂患者使用，其目的是将子宫托回原来位置。子宫托包括喇叭花型、环型、球型，分大、中、小三种规格。使用者应请妇科医生选择型号，并指导放取技术。子宫托必须早晨放入，晚间取出。放置过久易使阴道壁发生糜烂、溃疡，甚至发生嵌顿，导致尿瘘或粪瘘。对于非手术治疗无效或Ⅱ、Ⅲ度子宫脱垂者，可采用手术治疗。手术方式有阴道前后壁修补、会阴修补及部分宫颈切除术。

预防子宫脱垂，首先要做好女性的孕期保护工作，加强营养，增强体质，治疗引起腹压增加的一些慢性疾病，减少分娩，推广新法接生，妊娠后定期产检，避免发生难产；分娩时

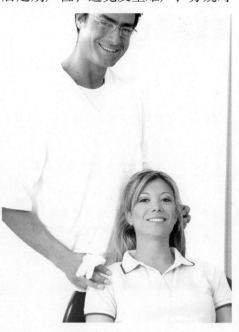

子宫托的并发症

最常见者为子宫托嵌顿。由于老年人阴道上皮萎缩、脆弱，不耐磨擦，且老年人无性生活，加之患者自觉用托后无不适感，故常取出清洗，日久阴道受托盘摩擦，脱皮、溃烂，而后又愈合成一狭窄环，使托嵌顿。时间一长，极易发生压迫性坏死，托盘自阴道进入膀胱内，形成尿瘘，或向后压迫直肠，引起坏死，托盘进入直肠，形成直肠阴道瘘。

子宫托嵌顿的处理

如发现子宫托嵌顿，应及时进行手术，切开瘢痕环，将托取出。如已发生尿瘘或粪瘘，应先取托，待局部炎症完全控制后，再进行修补术。如托盘已嵌入膀胱内，需经腹或由腹膜外切开膀胱取托，如局部无炎症者，可同时进行瘘孔修补；如局部有炎症，则待炎症治愈后再修补。托盘穿入直肠者，则可用手指探入肛门勾取，一般无困难。

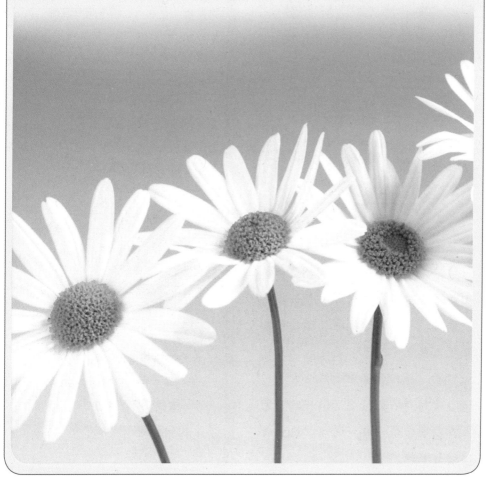

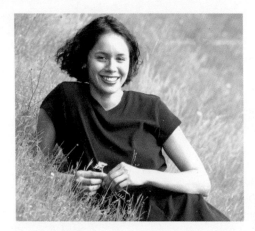

不宜过早用力，要在接生人员指导下正确使用腹压；产后注意休息，不要过早劳动；分娩时会阴有裂伤者应及时修补；普及宣传产后保健及预防子宫脱垂的知识。

十五、宫外孕

什么是宫外孕

宫外孕指受精卵在子宫腔以外的部位着床发育，也称异位妊娠。正常情况下，卵子在输卵管里和精子相遇受精成为受精卵。受精卵一边发育，一边依靠输卵管蠕动和输卵管内膜上皮纤毛活动逐渐向子宫腔移动，并在子宫腔着床、发育。但当受精卵的运送受到阻碍时，它可在输卵管某一部分着床，这就是输卵管妊娠。

受精卵可在腹腔、卵巢里着床，分别称为腹腔妊娠、卵巢妊娠，它们也属于宫外孕，但极为少见。一般说的宫外孕主要是指输卵管妊娠。

有的女性怀孕到四五十天时，突然发生下腹部一阵一阵的剧烈疼痛，

 名家诊答

哪些女性易发生宫外孕？

引起宫外孕的原因比较复杂，常常由一种或多种因素综合致病。所以，属于高危人群的女性发现怀孕后，应该警惕宫外孕的可能，以便及早采取措施。

1. 发生过宫外孕及多次流产者

盆腔炎、慢性输卵管炎是宫外孕的常见和主要原因。随着做盆腔手术次数增多，宫外孕的危险性也明显增加。

2. 抽烟和酗酒者

抽烟的女性发生宫外孕的机会比不抽烟的要高几倍。大量的酒精也会使输卵管黏膜肿胀坏死，导致其到子宫的通道变窄，使受精卵无法顺利进入子宫。

3. 输卵管发育不良或功能异常者

有输卵管手术史、使用宫内节育器、输卵管周围有肿瘤压迫、附件炎、阑尾炎穿孔、不孕症等，这些都可能导致宫外孕的发生。

接着整个腹部疼痛剧烈，同时肛门部位胀痛，有想大便的感觉，严重时患者脸色苍白，手足发凉，全身出冷汗，头晕眼花，甚至昏厥，并伴有阴道断断续续地少量出血不止。这往往是宫外孕的征兆。

由于输卵管壁薄，管腔细小，不适合于受精卵的着床和发育。故一般在怀孕45天左右，胚胎和输卵管壁分离，或者胚胎胀破输卵管，使输卵管的血管破裂而造成内出血，并出现上述症状。出血过多可导致休克而危及生命。

宫外孕是妇科急腹症中常见的疾病，一般育龄女性都可发生，但最多见于30～40岁的女性，其次为20～30岁，40岁以上的女性也会发生，但比较少见。值得注意的是有些患者常常因为急性腹痛而去内科诊治，在内出血症状不明显的情况下，可能误诊。尤其在农村和边远地区，有时会因为没有及时就医，或者没能及时诊断而严重威胁患者生命。

宫外孕确诊后，一般根据具体病情采用手术治疗和中西医结合保守疗法。但大多数患者病情危急，往往需要紧急救治，任何拖延都会带来不良后果。

宫外孕的治疗方法

宫外孕的治疗有多种选择，这取决于对生育的要求以及宫外孕的大小、位置和患者的身体状况，对未育者在挽救患者生命的前提下最大限度的保留生育能力。

宫外孕的治疗方法包括：腹腔镜手术、药物疗法、开腹手术。

1 药物保守治疗

如果能在宫外孕的早期即输卵管还未破裂时就确诊，又无生育要求者，

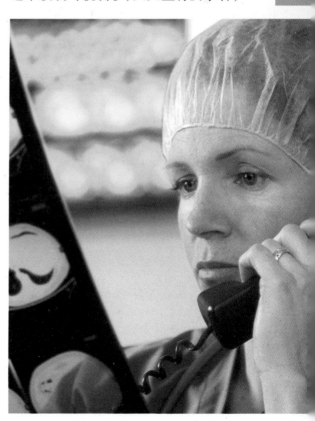

药物疗法是最好的选择，对患者的伤害较小，身体容易恢复。但不能应用于那些有生育要求者，因为被杀死的胚胎在原位极化，往往造成此输卵管阻塞。

2 输卵管开窗缝合术

对于输卵管未破裂或输卵管破口不大的宫外孕，通过腹腔镜手术，切开输卵管，去除胚胎，然后缝合，保

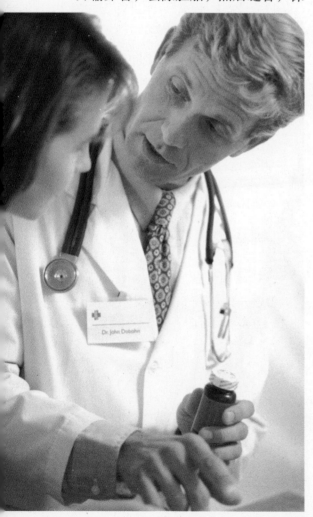

持输卵管的功能，这是现今提倡的最好的宫外孕治疗方法。

3 输卵管切除术

对输卵管破裂严重，很难修复且伴失血性休克者，只能腹腔镜或开腹切除患侧输卵管，并可能需要输血。

4 妊娠黄体捣毁术

妊娠黄体捣毁术是用机械＋药物的方法将妊娠黄体破坏，体内支持妊娠的黄体酮骤然下降，造成胚胎自然死亡的新术式。适应证是：宫外孕未破裂型，很难找到妊娠部位，或妊娠的部位不利于手术切除（宫角妊娠和宫颈妊娠）。优点是未触击妊娠局部，不会造成术中出血。

（1）腹腔镜法：知情同意后，术前口服米非司酮 250mg，可靠麻醉下，在腹腔镜下确诊妊娠部位，如果确实没有破裂，则可找到妊娠黄体，分离取出，可靠止血；如果已破裂或已接近破裂，则采取开窗缝合术。术后每天监测 HCG 和黄体酮水平。

（2）阴道 B 超介入法：知情同意后，术前口服米非司酮 250mg，可靠麻醉下，经阴道 B 超穿刺取出妊娠黄体，然后注入无水酒精 5 ~ 10ml。术后每天监测 HCG 和黄体酮水平。

十六、多囊卵巢综合征

什么是多囊卵巢综合征

> 多囊卵巢综合征是一种多起因、临床表现多态性的综合征，其病理、生理变化涉及范围广，包括神经内分泌及代谢系统和卵巢的局部调控因素，造成某个调节机制不平衡而出现的各种反馈失常和连锁反应。

这种疾病的发生是由于丘脑下部、垂体、卵巢之间激素分泌量的关系异常，破坏了相互之间的依赖与调节，因而卵巢长期不能排卵，患者发生一系列的异常症状，如月经周期后延、闭经、功能失调性子宫出血、肥胖、多毛、不育、子宫内膜过度增生及恶性变化，以及单侧或双侧卵巢呈多囊性改变和一些激素水平的改变等。这种疾病能严重影响女性的生育功能，是青年已婚女性不孕的主要因素之一。

多囊卵巢综合征是一组复杂的症候群，临床表现多种多样，其主要的临床表现有以下这些：

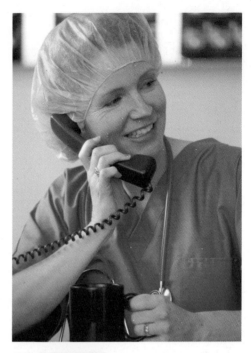

1 肥 胖

患者长期受雌激素影响，脂肪细胞增生，脂肪增多而肥胖。

2 月经失调

无排卵性月经失调，主要表现为月经周期后延甚至闭经，或月经频发、经量过多，或阴道不规则流血。

3 不 孕

多囊卵巢综合征患者中不孕的发生率相当高，平均为75%，可见本病对女性的生育功能有严重影响。不孕的原因主要是排卵障碍。有些患者虽然偶有排卵，但黄体不健者虽有妊娠的可能，但流产率往往较高。

4 痤 疮

痤疮多见于面部，如双颊、前额等，肩部、胸背也可出现。最初表现为粉刺，以后可演变为丘疹、结节、脓疱、囊肿、瘢痕等。

5 多 毛

主要表现为外阴阴毛浓密，分布至肛门周围，双下肢小腿毛多而粗，口角上唇毛多，乳晕周围、脐下腹中线可见到一至数根长毛。多毛是由于睾酮分泌过多，刺激毛囊的活性，使毛发生长所致。

如果发现自己有上述表现，就要考虑是否患上了多囊卵巢综合征，及时到医院就诊。

怎样治疗多囊卵巢综合征

该病目前国内外多以药物治疗为主，目的在于诱导排卵，降低雄激素，重建月经周期。目前多选用克罗米芬治疗，也可用克罗米芬与地塞米松联合治疗、人绝经期促性腺激素联合绒毛膜促性腺激素治疗、促性腺激素释放激素激动剂联合人绝经期促性腺激素治疗等。

该病患者如果药物治疗无效，可采取手术治疗。以前多采用卵巢楔形切除术，但因其易发生出血、感染及盆腔粘连，甚至卵巢早衰，目前已为腹腔镜下行卵泡穿刺、卵巢多点电凝或激光所替代。因手术具有损伤性，可导致术后粘连及术后高复发率，故一般不作为首选疗法，只有在药物无效时采用。

经积极治疗后，多囊卵巢综合征患者不仅能怀孕，而且还有比较高的受孕率，因此患上该病的女性不必背上沉重的思想负担，应该充满信心，积极治疗。

十七、不孕不育

哪些常见因素会造成女性不孕

1 子 宫

正常的子宫位置呈前倾前屈，子宫颈口向后，性交射精后子宫颈口浸泡在精液中而有利于受孕。如果子宫呈后倾后屈位，使子宫颈口向前向上，会影响精子进入子宫腔而导致不孕。此外，患子宫内膜炎时也会妨碍孕卵着床。

2 外阴、阴道

如无孔处女膜、阴道横隔、先天

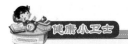
子宫内膜炎引起不孕的原因

子宫内膜炎引起不孕的原因有：精子进入宫腔后，细菌毒素、白细胞吞噬等炎症因素造成精子死亡或活动力降低，使进入输卵管的精子数量减少，从而影响生育；受精卵不易在有炎性的子宫内膜着床，或者因子宫内膜抗体导致着床障碍，造成不孕；受精卵着床不稳固，极其容易流产，导致不孕；不利于精子的储存、成活和获能；亦不利于孕卵着床、胎盘植入和胚胎发育。

性无阴道等畸形可妨碍性生活；或患有严重的阴道炎时，大量的病原微生物及白细胞吞噬精子而造成不育。

3 卵 巢

先天性无卵巢、多囊卵巢、幼稚卵巢或卵巢功能早衰、卵巢炎等，均可影响卵巢排卵而造成不孕。

4 子宫颈

排卵期的子宫颈口由月经后的 1 毫米直径开大至 3 毫米，宫颈黏液清亮透明，pH 值 7.0 ~ 8.2，中和了阴道的酸性有利于精子通过。如果雌激素水平低落或患慢性子宫颈炎，可使宫颈黏液含有大量的白细胞或质地黏稠而影响受孕。患子宫颈息肉时可阻挡精子通过。

5 输卵管

输卵管阻塞一向是女性不孕的主要原因。输卵管发炎时，黏膜分泌减少，管腔粘连，整个输卵管蠕动减弱，不仅导致不孕，而且还可诱发异位妊娠。患盆腔子宫内膜异位症时，也可使输卵管粘连扭曲而不孕。

如何判断女性不孕

怀疑女性是否不孕时，主要从以下三个方面进行检查，予以判断。

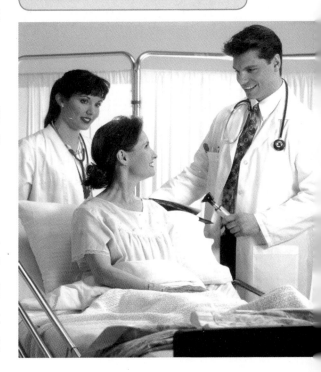

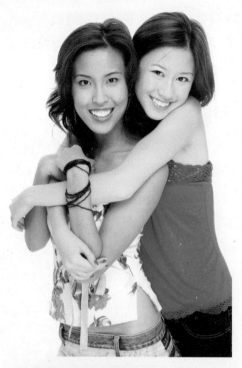

1 生殖道是否病变

妇科查体和 B 超检查都可以明确诊断，如子宫畸形、子宫发育不良以及子宫内膜异位症等。

2 是否排卵

基础体温是简单的自我检测方法。月经第 3 天抽血进行生殖内分泌的检查，如卵泡刺激素（FSH）、黄体生成激素（LH）、雌激素（E）、孕激素（P）、睾酮（T），有助于诊断卵巢早衰、多囊卵巢、低促性腺激素、高泌乳素血症等导致的无排卵。阴道 B 超监测可以观察卵泡发育和有无排卵，并可以发现未破裂卵泡黄素

化综合征（有卵泡发育，且继续增大，并且黄素化，但不排卵，基础体温可为双相型，内分泌检查可能正常，简称 LUFS）。

3 输卵管是否通畅

可以在月经干净后 4 天左右进行输卵管通液试验或子宫输卵管造影、宫腔镜检查、腹腔镜检查等，这些检查还可以对子宫及盆腔情况做深入的观察，如子宫周围、内膜及卵巢是否有病变。

哪些炎症会影响女性生育

1 盆腔炎

盆腔炎常常造成盆腔组织的粘连，使输卵管迂曲或伞端闭锁，常常导致不孕。

2 滴虫性阴道炎

滴虫感染时，阴道的 pH 值一般为 5 ~ 6，而正常阴道的 pH 值应为 4.2 ~ 4.5。阴道内环境酸碱度的改变会影响精子的活动力。另外，滴虫能够吞噬精子。患滴虫性阴道炎时，阴道内脓性分泌物大量增多，分泌物中含有大量的白细胞，这些都会妨碍精子的成活，使精子数量减少。精子的

活动度不但不好，而且数量也少，就很有可能引起不孕。滴虫病患者中不孕者约占20%，但这并不是不可逆的，大多数患者在治愈滴虫病后，生育能力得以恢复。

3 宫颈炎

宫颈位于阴道和子宫之间，既是内生殖器重要的排头兵（起防护作用），又是生殖内分泌功能的重要环节。当发生宫颈炎时，阴道内环境改变，毒素及炎症细胞增多，不利于精子的生存和运动，无法穿透宫颈进入宫腔而导致不孕的发生。

4 霉菌性阴道炎

霉菌性阴道炎使阴道内的正常环境受到破坏，炎性细胞可以大肆吞噬精子，并减弱精子的活动能力，白色念珠菌有凝聚精子的作用，以及炎症发生时的性交痛及性欲减退，均可以影响怀孕。虽然霉菌性阴道炎一般

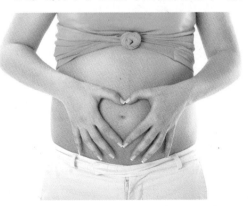

可以很快治愈，对生育影响不大，但它会对胎儿产生影响。患者怀孕后，极少数人阴道中的念珠菌能经宫颈上行，穿透胎膜感染胎儿，引起早产。另外，当胎儿经母亲阴道分娩时，也可能被念珠菌感染。

5 细菌性阴道病

可以引起盆腔炎等妇科疾病，而盆腔炎会引起不孕，所以一旦发病要及时治疗。

十八、生殖器官结核

什么是生殖器官结核

如果女性生殖器官炎症是因感染结核杆菌而引起的，就叫做生殖器官结核，多见于20～40这个年龄段的女性。生殖器官结核大多继发于身体其他脏器的结核，结核杆菌经血行扩散、淋巴传播或腹腔内直接蔓延。常见者有消化道结核、肺结核、腹膜结核、淋巴结核等。传播方式以血行传播为多见，上行感染者极少。因丈夫患有睾丸、附睾结核，通过性交上行感染的极为罕见。

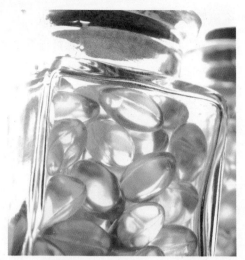

该病的主要病理是由于结核杆菌首先侵袭输卵管，然后蔓延至子宫内膜，其他部位比较不容易受感染。

生殖器官结核发病缓慢，早期常无明显症状。随病变部位、性质、范围及病程不同，可有以下表现：

第一，全身症状：如为结核活动期，可有结核病的一般症状，如发热、盗汗、乏力、食欲不振和体重减轻等；

第二，月经不调：炎症初期多有经期延长、经血过多或不规则出血，炎症后期因体质衰弱或子宫内膜萎缩，卵巢功能障碍，月经减少，终致闭经；

第三，不孕：大多数患者有不孕史，在原发不孕者中生殖器官结核常为主要原因之一。其原因是输卵管运送精卵的功能阻塞或丧失。子宫内膜结核也可妨碍孕卵着床及发育。

怎样治疗生殖器官结核

1 药物治疗

化学药物对治疗结核病有特效。给药方法如下：

（1）第一线药物（3 种）：习惯采用"标准疗程"，即用链霉素同时口服维生素 B_6、异烟肼，或口服氨基水杨酸钠；在链霉素停用后亦可改为氨基水杨酸钠和异烟肼合用，然后再单用异烟肼。病情严重者可联合应用 3 种药物。病情稳定者可口服异烟肼。对不能耐受上述药物者改用下述方法。

K ·········· 抗病最前线

联合用药

（1）为减少耐药性和毒性，提高疗效，一般用 2 种抗结核药物联合治疗。病情严重者可 3 种药物并用。若患者对上述第一线 3 种药物中的 2 种产生过敏反应或耐药性，可用其他 1 种再并用第二线药物中的 1 种。若对第一线 3 种药物均耐药者，则可用第二线的 2 种药物联合治疗。

（2）第二线药物（2 种）：一般是口服利福平或乙胺丁醇，即所谓的"短程疗法"。

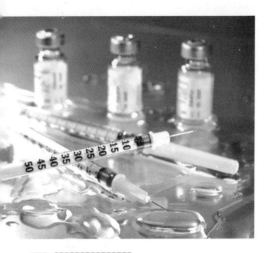

② 手术治疗

盆腔肿块药物治疗后不能完全消退、治疗无效或治疗后反复发作以及结核病久治不愈者等，可考虑手术治疗。手术范围原则上宜进行全子宫及双侧附件切除术，然后根据年龄及病情决定卵巢保留与否。手术需用抗结核药物 1 ~ 2 个月，术前口服磺胺类药物或新霉素作肠道消毒准备，术中应谨防损伤周围脏器，术后根据结核活动情况及病灶残留情况，决定是否应继续用药。

十九、生殖器官肿瘤

如何认识生殖器官肿瘤

和别的肿瘤一样，女性生殖器官肿瘤也有良性和恶性之分。

良性肿瘤是指生长比较缓慢，一般情况下不破坏周围组织和器官，也不发生转移，一般不危及生命的肿瘤。女性生殖器官各部分都可发生良性肿瘤，常见的第一要数子宫肌瘤，估计 35 岁以上的女性每 4 ~ 5 个人中就有 1 名子宫肌瘤的患者；第二为卵巢肿瘤，占生殖系统肿瘤的 32%。按发生率由高到低，依次为浆液性囊腺瘤、黏液性囊腺瘤、卵巢囊性畸胎瘤等。

恶性肿瘤是指各种癌。它生长迅速，破坏性强，早期扩散，发生转移，短期内出现症状，常危及患者生命。女性生殖器官各部分都有发生恶性肿瘤的可能，其中以子宫颈癌最为多见。在我国，子宫颈癌占女性生殖器恶性肿瘤的半数以上，位列女性恶性肿瘤首席；其次为子宫内膜癌；卵巢恶性肿瘤在生殖系统癌瘤中占第三位。

女性切除子宫会有什么不良反应

子宫是女性生殖系统的重要组成部分之一。它既是周期性月经血流出的场所，还是胚胎发育成熟的器官，是在母体内哺育胎儿成长的摇篮。此外，子宫颈分泌黏液，对内生殖系统有自我清洁作用，并对性生活有辅助作用。当女性因为治疗疾病而需要切除子宫时，对于以后发生的事情应有充分的思想准备。

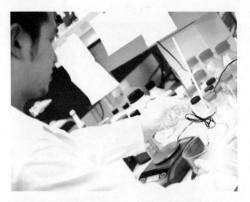

首先，女性切除子宫后将再不有月经，当然也不再具有生育能力；卵巢周期性的激素分泌仍然存在，可行使其正常的生理功能，故周期性的乳胀、烦躁不会因没有月经而消失；性功能不会因子宫切除而受到太大影响，有的女性因术后从病魔的手中解脱及不用担心怀孕，反而过上了更为和谐的性生活；有的患者切除子宫后阴道还会变长。同时由于切除了子宫，更年期女性的雌激素替代治疗反而显得格外安全。所以，单纯切除子宫不会引起卵巢功能早衰，除了不能生育外，目前还没有发现会有其他不良影响。

什么是子宫肌瘤

子宫肌瘤是女性生殖器官生长的最常见的良性肿瘤，居该系统肿瘤首位，也是人体最常见的肿瘤。

子宫肌瘤主要是由平滑肌细胞和不同数量的纤维结缔组织构成，但实际上它来源于平滑肌，即真正作为肿瘤成分，呈增殖性生长的平滑肌细胞。

它又有子宫纤维瘤、子宫平滑肌瘤、子宫纤维瘤、子宫纤维肌瘤之称，简称子宫肌瘤。子宫肌瘤不具有外壳，但与子宫肌层界限分明。

子宫肌瘤最常见于35～59岁女性，且多见于比较肥胖者。发生子宫肌瘤的女性约占女性总数的5%～11%；30岁以上的女性中，约有20%其子宫内有大小不等、多个或单个肌瘤存在，但由于症状不明显，不容易引起注意。

子宫肌瘤该怎样治疗

对患者的年龄、生育要求、症状、肌瘤大小、肌瘤生长部位等情况进行全面考虑后，才可以开始子宫肌瘤的治疗。采用定期随访，即每3～6个月复查一次的方法进行观察并制订治疗方案。

若子宫肌瘤不大，又没有月经量

增多等症状，可以不必施行手术。若肌瘤较大，子宫和肌瘤一起超过 3 个月妊娠子宫大小，且已有一些症状，但全身状况不允许手术者，可考虑使用药物治疗。常用的药物为：雄激素如丙酸睾丸酮，孕酮如己酸孕酮、黄体酮、安宫黄体酮；还有促黄体生成激素释放激素（LHRH 类药物）、三苯氧胺及中药等。

如何防治宫颈癌

宫颈癌是女性最常见的恶性肿瘤之一，多发生于 50 岁前后的女性。目前尚不清楚宫颈癌的发病原因，但是临床已证实它与早婚、早育、多产有一定的关系。

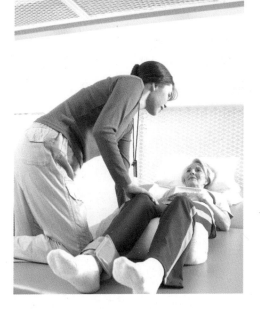

哪些子宫肌瘤需要进行手术？

首先，35 岁以下未婚或已婚未生育、希望保留生育功能的患者，可考虑作子宫肌瘤切除术。

其次，若肌瘤相当于怀孕 3 个月大小子宫，或肌瘤不大，但月经过多引起继发贫血，经药物治疗无效或肌瘤生长迅速有恶变可能，已无生育要求，已绝经或更年期的患者，可考虑做全子宫切除或次全子宫切除手术。

宫颈癌的早期大多没有明显的症状，甚至可以没有任何症状，只有定期做妇科防癌检查才能发现。某些早期病例有接触性出血，即在性交后或妇科检查时出现少量阴道流血，还有白带增多或白带夹血现象。当宫颈癌发展到较晚期时，症状就明显了，通常表现为：

第一，不规则阴道流血，出血量时多时少，由于反复出血，可导致贫血，有时还会发生大出血。

第二，白带增多，有时呈白色水样，有时为稀水样，或混有血液，带有特殊的腥臭味。

第三，伴有贫血、低热、消瘦、浮肿等症状出现。

第四，下腹部、腰骨底部或腿部

出现疼痛，表示疾病已到晚期。

第五，出现尿痛、尿频、血尿或便秘、便积压，显示肿瘤已侵入膀胱和直肠。

预防子宫颈癌极为重要的是做好计划生育，提倡晚婚和适当晚育，积极治疗慢性宫颈炎。

如何防治卵巢癌

> 如果有硬性的实体肿瘤出现在卵巢，而且腹水积存，肿瘤黏合，同时出现逐渐消瘦或容易疲劳的症状时，就可能是患了卵巢癌。

卵巢癌大部是由胃癌转移而来的，有时则是由乳腺癌转移过来的。

由于同时也很容易转移至两侧卵巢，因此当发现两侧有实体性肿瘤时，就得怀疑是否是转移性卵巢癌。如果是的话，可能也会发现胃癌。卵巢癌几乎没有什么自觉症状，尤其是当肿瘤还小时，更是难以察觉。只有当肿瘤比拳头还大时，碰到下腹部才能有所察觉。

如果卵巢癌继续恶化，肿瘤会与周围黏合，造成下腹疼痛、便秘以及排尿障碍等压迫症状。到了晚期，则表现为变瘦、容易疲劳、腹部胀大、贫血等症状。

卵巢癌在治疗方面，通常是采用手术方法，原则是将两侧的附属器官连同子宫全部摘除。若是完全不能采用手术方式，才改为化学疗法或放射线疗法，但是效果并不好，而且难以预后。

二十、性病

性病有哪几种

性病是通过性行为而传染的一类疾病，过去所说的性病主要包括梅毒、淋病、软下疳、性病性淋巴肉芽肿等。这几种性病是比较常见的。到20世纪70年代中期，世界卫生组织决定将以性行为或类似于性行为为主要传播途径的传染病统称为性病。在原有4种性病的基础上增加到20余种，增加的病种有艾滋病、生殖器疱疹、尖锐湿疣、传染性软疣、阴蚤病、腹

常见的性病病原体

1. 衣原体

其中的沙眼衣原体及淋巴肉芽肿衣原体可引起性病，在非淋球菌尿道炎中有一半以上由沙眼衣原体感染引起，感染后女性可发生尿道炎、输卵管炎、宫颈炎、盆腔炎，由于炎症所致输卵管阻塞而导致不育症或宫外孕。男性可发生尿道炎、附睾炎、直肠炎及罕见的 Reiter 综合征。

2. 梅毒螺旋体

梅毒螺旋体引起的性病称为梅毒，人是梅毒唯一的传染源。感染的初期外生殖器出现丘疹，后形成硬结，成为硬下疳，很快破溃，渗出液中有大量的梅毒螺旋体，此时为一期梅毒。如无有效治疗，梅毒螺旋体进入血流，进入二期梅毒，此时会出现全身皮疹，黏膜出现梅毒疹，全身淋巴结肿大，螺旋体还可以侵入骨关节、眼及神经系统，如不治疗约 3 周至 3 个月，上述症状可消失，但其传染性最强。如果治疗一再延误，则病程进入三期即晚期梅毒，黏膜溃疡坏死，螺旋体侵入内脏器官等，严重者可致死亡。

3. 淋球菌

淋球菌引起的性病称为淋病，这是最常见的一种性病。当性交时细菌侵入女性尿道时，可引起尿道炎、外阴炎，相继发生阴道炎、输卵管炎、宫颈炎等；男性可继而引起输精管炎、前列腺炎、附睾炎等，局部有大量的脓性分泌物。如果孕妇感染还可引起胎儿宫内感染。

4. 人乳头瘤病毒 (HPV)

感染后性器官的局部皮肤、黏膜等产生尖锐湿疣。新生儿可通过产道感染HPV。目前认为宫颈癌的发生与 HPV 感染有关。

5. 支原体

支原体中的溶脲脲原体可吸附在精子的表面，阻碍精子的运动，使精子不能和卵子相结合，造成不育症。

股沟肉芽肿等。我国已规定将梅毒、淋病、尖锐湿疣、生殖器疱疹、非淋菌性尿道炎、软下疳及艾滋病作为我国的性病监测病种。另外一些疾病虽然也通过性交传播，但它们的主要传播途径仍是胃肠道及其他一些非性行为。因此，目前还不能说所有的性传播疾病都是由不洁性交引起，性交传播只是传播途径之一。

怎样防治淋病

> 淋病是由淋病双球菌引起的一种性传播疾病，主要侵犯生殖器官和泌尿道，除此之外，还可引起关节炎、结膜炎、心内膜炎、脑膜炎等。

淋病主要通过性交传染，患者感染后一般是症状轻微，故容易被忽视而不能及时治疗。主要表现为尿道、子宫颈和前庭大腺的炎症，被淋球菌感染后的尿道炎症状为尿频、尿痛，引起的宫颈炎症状为白带增多、宫颈红肿、糜烂或有脓血性白带等，阴道口和外阴部感染后也会发生红肿、糜烂，并且有瘙痒感，25%左右的淋病患者可引起前庭大腺炎，阴道口两侧肿胀、疼痛，炎症严重时可形成脓肿。

治疗淋病可选用红霉素、四环素、

青霉素等药物。治疗原则为早期、系统、足量的药物治疗，若是已婚女性，应当夫妇同时治疗才能彻底根治。具体治疗方法如下：

第一，急性淋病患者应卧床休息，保持外阴清洁，禁止性生活及内诊过多，如已形成前庭大腺脓肿，应切开排脓。

第二，无合并症的淋病患者可用普鲁卡因青霉素，口服丙磺舒；对青霉素过敏者，可口服四环素；不宜用四环素的孕妇可改用红霉素。

第三，淋必治安全有效，能杀灭对青霉素有耐药性的淋球菌株，但孕

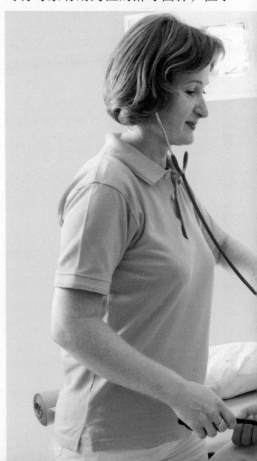

妇或新生儿忌用。

第四，患有急性淋菌性盆腔炎者，应当卧床休息，取半卧位，静脉点滴青霉素，病情稳定后可改用普鲁卡因青霉素。急性盆腔炎往往有混合感染，应当联合应用两种以上抗生素。

怎样防治软下疳

> 由杜克雷氏链杆菌通过性交感染所引起的性病叫软下疳。

软下疳的症状是在大小阴唇会阴处发生小的红斑或丘疹，破溃后形成

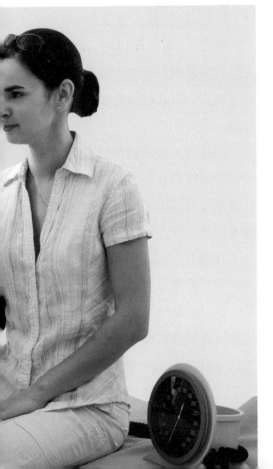

浅溃疡，其边缘柔软无硬结，周围组织水肿，具有明显疼痛与压痛，常引起腹股沟淋巴结肿胀，但极少形成化脓。多由不洁性交引起。潜伏期 3 ~ 5 天，找到革兰氏阳性杜克雷氏链杆菌即可诊断（在溃疡或化脓淋巴结的分泌物或脓液中）。

用链霉素或磺胺药物治疗软下疳均有明显疗效。例如对外阴溃疡，应用磺胺二甲嘧啶，每次口服 1 克，每日 4 次，首剂加倍，共 10 天，都可治愈。如用药 5 天后，溃疡仍在，后5 天可加用链霉素，每天 1 克。伴有腹股沟淋巴结炎者，应用磺胺二甲嘧啶与链霉素协同治疗。已有化脓时，可用粗针穿刺吸脓，不应切开，以免继发感染，溃烂加重，影响创口愈合。具体治疗方法要遵医嘱。

怎样防治尖锐湿疣

> 外阴尖锐湿疣系由人乳头状病毒引起的发生于皮肤与黏膜交界处的尖头疣瘤状良性病变。妊娠期外阴组织疏松、外阴部炎症或外阴部长期受分泌物刺激，均促使本病发展。

对于本病患者，主要采取局部治

疗。根据病因，积极治疗外阴炎、阴道炎和宫颈炎。注意外阴卫生，保持清洁、干燥，用2%～4%硼酸液或1：5000高锰酸钾溶液坐浴，每日1～2次。小的病损可用石炭酸、三氯醋酸、雷锁锌等腐蚀，每6天左右1次，点涂时应注意保护周围皮肤，也可直接用激光或微波治疗仪进行治疗。较大的或多发湿疣可在局麻下电灼切除。

怎样防治梅毒

梅毒是由梅毒螺旋体菌所引起的，它是性病当中最为厉害的一种。梅毒的主要感染途径是性交，但是接吻也可能接触对方嘴上的黏膜而受到感染。一般而言，梅毒感染可分为四期：

1 一期梅毒

感染之后20天没有任何症状出现，是为第一潜伏期。

2 二期梅毒

感染大约过了90天之后，梅毒血清呈阳性反应，淋巴腺已变肿，并有轻微的发热现象。同时，身体也出现梅毒疹，但是并不会发痒。此外，在腹下、肛门部位及外阴部周围会出现扁平湿疣。

3 三期梅毒

感染大约3年之后，就进入梅毒晚期，此时皮肤、肌肉或是内脏会出现梅毒瘤。

4 四期梅毒

感染经过10年以上，病原体侵入脑部及脊髓，会引起脑梅毒及脊髓痨等疾病，有时也有造成精神异常的可能。

梅毒的感染初期可以很快治好，但是时间拖得愈久，就愈难治愈。所以如果知道感染了梅毒，一定要尽快接受医学治疗。

在治疗方面，主要是使用青霉素；如果青霉素过敏，则可使用红霉素。经过长期治疗之后，若血清反应还是没有呈现阴性，就得增大红霉素的使用量。

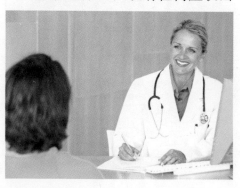

怎样预防艾滋病

艾滋病又称后天获得性免疫缺陷综合征，英文缩写为 AIDS，是由人类免疫缺陷病毒（艾滋病毒）所致的一种性传播疾病。病毒进入人体后，主要破坏人类的防御系统，瓦解人体的细胞免疫功能，使人体丧失对外界一切感染的抵抗能力，结果使威胁生命的感染反复发生，患者无法治愈而以死亡告终，所以本病被称为"超级癌症"。

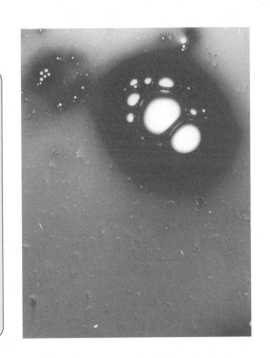

专家在线

有关梅毒

梅毒是艾滋病出现以前最令人生畏的一种性传播疾病，当然它也是一种很难对付的疾病。梅毒是由一种运动起来有点像精子的叫做梅毒螺旋体的微生物传染的，它们怕干燥，怕氧气，所以在人体外的生存能力很低，在干燥和阳光照射下很快死亡，普通消毒剂如升汞（1∶1000）和热肥皂水都能在短时间内使之死亡，煮沸则立即死亡。所以通过汽车拉手、楼梯扶手等公共设施是不会传播上梅毒的。梅毒螺旋体在潮湿环境下可以生存较长时间。梅毒主要通过性交接触传染，除了生殖器与生殖器接触外，也要考虑到性器官与口唇、手的接触传染。传染途径还包括接吻，共用餐具，医务人员检查患者、接触患者血液等的间接感染。因此，在医院里为梅毒患者检查、手术时用过的器械，应严格专门消毒才行。

早在 1636 年，陈司成著《霉疮秘录》一书中就对梅毒作了记录："独见霉疮一症，往往外治无法，细观经书，古未言及，究其根源，始于舞会之末，起于岭南之地，致使蔓延通国，流祸甚广……""一感其毒，酷烈匪常……""入髓沦肌，流经走络，或攻脏腑，或寻孔窍……始生下疳继而骨痛，眉发脱落，甚则目盲，耳闭。""甚则传染妻孥，丧身绝良，遗患于子女。"梅毒还可以由母亲通过胎盘血液传给胎儿，从而导致早产、死亡，或生出先天梅毒婴儿。

艾滋病毒存在于艾滋病患者及病毒携带者的精液、血液、乳汁、唾液、眼泪和尿液等体液中，但能传播的体液主要是精液和血液。性交传播、血液传染、医疗器械传染和母婴传染等是艾滋病主要的传播方式。一般来说，与艾滋病患者共同生活的家庭成员，只要没有性接触，就不会传染上艾滋病；但如果皮肤有破损，接触了患者的血液，就有可能感染上，所以不应与患者合用餐具、毛巾等生活用品。接触患者和污染物后，可用 0.2% 的

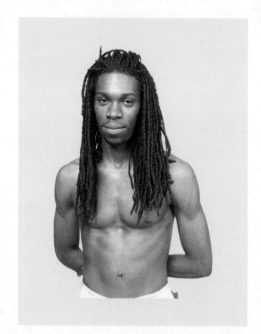

健康小卫士

如何面对艾滋病

已经感染了艾滋病病毒的人要勇于面对现实。感染了艾滋病病毒还不是艾滋病患者，不会立即发病死亡，在若干年内仍可照常工作和生活。因此不要悲观失望，更不要绝望。

减轻心理压力。不要怕与人交往。要抱积极的人生态度，不自我孤立。尽可能与可信任的人讨论自己遇到的问题，寻求帮助。要避免艾滋病病毒的再次感染。决心改变以往的危险行为。还要尽可能避免其他各种感染，因为很多微生物会激活潜伏在体内的艾滋病病毒而使人发病。

不要饲养宠物，以减少由宠物引起的其他感染机会。

保持乐观的情绪，注意饮食营养，锻炼身体。戒烟、戒酒、戒毒，过健康的有规律的生活。

定期去医院检查，接受治疗。

要善待他人，避免将病毒传给他人。如果过性生活要坚持使用避孕套，不与他人共用针头、剃刀、牙刷等。不献血、避免怀孕。如果考虑怀孕，要向有关医生咨询，在医生指导下怀孕，以减少母婴传播的机会。被自己血液、精液等分泌物污染的物品及时认真地消毒。

过氧乙酸消毒剂浸洗双手2～3分钟，再用肥皂和清水冲洗干净。

焦虑、情绪不稳定、注意力不集中、易激动、失眠等，称为更年期综合征。

二十一、更年期疾病

如何给女性更年期下定义

更年期是指女性从生育能力旺盛期逐渐衰退到老年期的一段时间，也即从卵巢功能开始衰退到完全停止的阶段。它是每个女性都必须经历的生理过渡时期，是一个比较特殊的生命变更时期。过了此期便进入老年期，故更年期又称为"老年前期"。

因为女性的更年期，是一个月经逐渐停止的过程，而绝经是其突出的表现，故有人又称其为"围绝经期"。一般地讲，女性40岁左右进入绝经前期，45～55岁为绝经期，55～60岁为绝经后期，60岁以后进入老年期。所以，更年期的时间范围为40～59岁，为时甚长。

更年期女性卵巢功能减退，垂体功能亢进，促性腺激素分泌过多，引起植物神经功能紊乱，从而出现一系列程度不同的症状，如月经不规则、潮红、潮热、心悸、出汗、抑郁、乏力、

有哪些更年期常见病

进入更年期的女性，约有15%左右的人可无任何症状，多数人随着雌激素水平的下降和卵巢功能的减退，会出现不同系统的一系列自觉症状，大多数人均能顺利地通过更年期；但有一部分人，随着所出现症状的日益加重，可发展成某些器质性疾病或精神性疾病，严重影响身心健康，甚至无法继续工作。现将更年期女性常见的病症分系统介绍如下：

1 内分泌症状

常见的有肢体麻木、腰酸背痛、

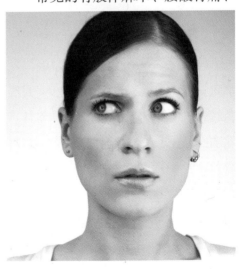

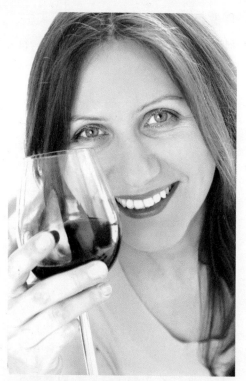

骨质疏松、易发生骨折等。女性进入更年期以后，较少参加体育锻炼，加之食品内钙含量不足，一旦体内雌激素水平降低，骨质疏松来得比男性还早而且明显，故容易发生骨折。

2 月经异常

主要表现为月经过频、月经周期后延、月经量过多、月经量过少、月经持续时间延长等。月经过多者，常伴有贫血、头晕、乏力、浮肿等。有人统计，绝经前后女性，月经周期异常发病率随年龄增长有所不同，40 ~ 45 岁者月经周期不正常的占 15% ~ 29%，46 ~ 50 岁者增加到 30% ~ 50%。

3 外生殖器症状

更年期女性绝经 1 ~ 2 年后，随着卵巢功能停止和雌激素水平降低，可出现子宫脱垂、外生殖器萎缩、外阴瘙痒、阴道壁松弛、夜间小便频数、性交痛等症状。

4 神经精神症状

更年期女性常见抑郁、忧虑、神经质、精神不安定、易激动、失眠等症状，个别人甚至反复无常，类似精神病发作，此类症状与既往有过神经衰弱等有关。

5 心血管症状

阵发性皮肤潮红，一阵阵发热、出汗，情绪激动时发作频繁。发作多在下午、黄昏或夜间，皮肤表面温度明显上升，故常感到十分不适，严重影响情绪、工作、学习及睡眠。

6 常见疾病

更年期女性常见的疾病有月经紊乱、更年期功能性子宫出血、骨质增生、骨质疏松、腰椎增生、颈椎病、动脉硬化、高血脂症、高血压病、冠心病、糖尿病、外阴瘙痒、皮肤瘙痒、阴道炎、子宫颈癌、子宫肌瘤、卵巢癌、子宫内膜癌、更年期焦虑症、乳腺癌、更年期抑郁症等。

更年期综合征主要临床表现有哪些

> 更年期综合征的临床表现，随个体及病情程度不同而有很大差别。

主要的临床表现有：阵发性出汗、潮热，可伴有胸闷、心悸、眩晕等；情绪不稳定，易紧张、激动、记忆力减退、多虑、失眠、神经过敏、抑郁、好哭等；有时感觉异常，如皮肤瘙痒、麻木、背部有蚁走感，或出现膝关节、肩、颈和骶髂等关节疼痛，血压增高

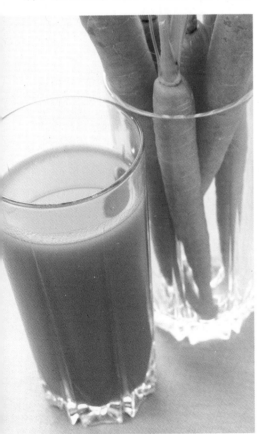

不稳定，以收缩压增高为主，而且波动幅度较大；月经紊乱，月经量可多可少，直至闭经；皮肤出现皱纹、老年斑，易发生脂溢性皮炎、神经性皮炎、乳房萎缩；外阴及阴道萎缩，阴毛减少，可出现性交痛及阴道炎症；后期可出现以脊柱为主的骨质疏松，表现出腰背痛和进行性驼背，易发生骨折；可发生脂肪积聚性肥胖，突出表现在腹部和臀部，还可出现浮肿等。

如何预防更年期综合征

> 更年期综合征是由于内分泌的变化而出现的一系列生理功能失调的反应，15%左右的人有明显症状，给工作和生活带来不便。因此积极预防更年期综合征的发生，对于中老年女性的保健十分重要。

1 饮食保养

进入更年期的女性，要特别注意身体健康状况，如身体虚弱，应进行积极的调养，身体过胖的要控制进食量，少吃含脂肪的食物。

2 体育锻炼

锻炼身体也是避免发生更年期综合征的好办法，因为适当的体育锻炼，

如慢跑、散步、打太极拳、打乒乓球、做操等活动，有助于改善神经系统、内分泌的协调和调节功能，使各器官功能能得到增强，同时还能增添晚年生活的乐趣，但要适可而止，活动量不宜过大。

③ 生活规律

生活起居要有规律，把日常生活安排得合理、舒适、劳逸结合，每当自己感到情绪不佳时，多找些愉快的事情做，保持心情愉快，消除和克制烦躁和易怒的情绪，对于避免更年期综合征的发生也十分有益。

为什么更年期女性容易发生外阴瘙痒

更年期女性的常见症状之一就是外阴瘙痒，这是因为体内雌激素水平下降，导致外阴皮肤结缔组织皱缩或皮肤变脆变薄、易于损伤、皲裂和末梢神经过敏而引起瘙痒。

常因霉菌性或滴虫性阴道炎、老年女性阴道干燥、肛裂、尿失禁、肛瘘使外阴皮肤受尿粪浸渍，冲洗阴道时使用升汞等药物，阴道内使用避孕药等药物，穿化学纤维内裤，经期不注意清洁卫生等因素，直接或间接刺

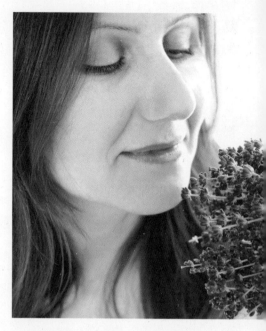

激外阴皮肤所引起。外阴瘙痒常发生于阴道口、阴蒂、大阴唇、小阴唇、会阴或肛门附近。

外阴瘙痒一般为阵发性，也可为持续性，夜间加剧。瘙痒多波及整个外阴部，也可局限于某处或单侧外阴。瘙痒剧烈时患者身心不宁，焦躁失眠，外阴可见搔抓痕迹或红肿、表皮增厚、角化、粗糙，甚至皮肤破裂，造成继发细菌感染。

应如何防治更年期外阴瘙痒

日常保持外阴清洁，注意经期卫生，瘙痒时忌用热水烫洗，忌用肥皂；内裤宜宽松透气；忌酒、辛

辣或过敏食物及药物。积极治疗原发病；若是念珠菌、滴虫阴道炎，应对症用药；已婚女性的丈夫应同时治疗；治疗期间避免性生活或用避孕套，以防相互传染。

单纯外阴瘙痒可用中药类洗剂湿敷或擦洗外阴，如日舒安、洁尔阴等，洗后外涂派瑞松软膏、皮质激素软膏等；如果外阴皮肤有感染，就可用1：5000高锰酸钾溶液坐浴，每天2次，每次15分钟左右；如继发滴虫感染，则应用醋酸溶液外洗及甲硝唑栓塞阴道；如继发霉菌感染，则应用苏打溶液外洗及达克宁栓塞阴道；瘙痒严重者可涂达克宁霜止痒。

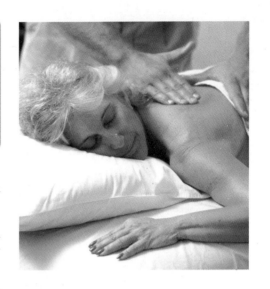

健康透视 Jian Kang Tou Shi

更年期骨质疏松症发病的高危人群

绝经女性、有骨质疏松症家族史、体格矮小瘦弱、早期绝经、低钙摄入、营养缺乏、活动减少、胃及小肠切除、长期接受糖皮质激素治疗、甲状旁腺功能亢进、长期使用抗癫痫药物、甲状腺功能亢进、糖尿病、性功能低下、肝脏病变、肾功能不全、日光照射减少、过度吸烟、脂肪性腹泻、大量饮酒的人群是该病的高危人群。

有哪些更年期常见的肿瘤

更年期女性常见的肿瘤可分为良性和恶性两大类，良性的有子宫肌瘤、阴道囊肿、卵巢囊肿等；恶性的有子宫内膜癌、子宫颈癌、乳腺癌、卵巢癌等。四种主要的癌肿都在更年期、老年期多发，而发病的高峰年龄及症状均有不同，现作如下介绍：

1 子宫内膜癌

多发生在50岁以上的女性，发病高峰的时间为55～65岁。近20年来，发病率不断上升，约占女性生殖系统恶性肿瘤的三成左右，表现为月经周期紊乱，阴道不规则流血，或绝经后阴道流血反复不止。病理活检多半可以确诊。如能排除癌变，则多为功能性子宫出血。

② 子宫颈癌

乃是最常见的妇科恶性肿瘤之一，其发病率随年龄的增长而明显上升。主要症状为带下量增多，混有血性黏液，赤白带下或腰骶痛。一般讲，经阴道细胞涂片和子宫颈活检都可确诊。子宫颈癌与多胎生育、宫颈糜烂、某些病毒感染等有关，严重宫颈糜烂者应高度谨防此病。

③ 乳腺癌

大多发生在 40 岁以上的女性，尤其易发于绝经前后。病变初期，在乳房中可扪及呆滞且坚硬的肿块，最后确诊要经乳腺 X 线摄影、病理活体组织检查等。

④ 卵巢癌

卵巢肿瘤是妇科常见疾病之一，其中卵巢恶性肿瘤约占 10%，在女性生殖器官恶性肿瘤中卵巢癌的发生率占第三位，仅次于宫颈癌及子宫内膜癌，但卵巢癌的死亡率已超过它们而位居首位。卵巢癌初期，一般无明显不适，进入更年期女性如发现卵巢肿块，应注意卵巢癌。一般 B 超可提示诊断，确诊往往需经病理检查。

如何调理更年期失眠

睡眠障碍也是更年期女性常常遇到的阴影，如失眠、多梦早醒、浅睡眠、易于惊醒、醒后再难入睡等。由于经常失眠，更年期女性会加重思想负担，有时服安眠药也难以奏效；更年期女性常有阵发性心悸、潮热等，多在夜间发作，可明显加重失眠；更年期女性失眠，会导致白天焦虑和疲劳，而焦虑等又会加重晚上的失眠，形成恶性循环。更年期女性失眠可自我进行调节，方法如下：

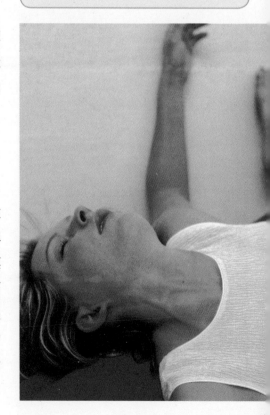

第一，最好顺其自然，切莫庸人自扰。更年期女性，往往会出现失眠，这并不是大脑有什么问题，以后也会逐渐好转的，不要胡思乱想。

第二，白天工作投入，少休息以改善夜间睡眠。如果白天充分兴奋神经系统，夜间常出现一定的抑制。所以，可采取一些人为的措施，如在中午前喝茶或饮咖啡，并适当增加体力活动等，使白天充分兴奋，以改善夜间的睡眠。

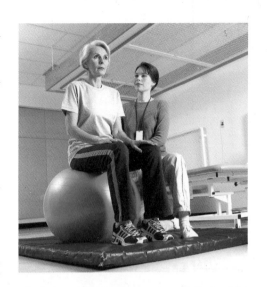

什么是更年期骨质疏松症

> 部分更年期骨质疏松症患者可无症状，仅在做骨密度测定或 X 光检查时，才得知患了该病，甚至有些人在发生了骨折后到医院做 X 光检查后才知道自己患有骨质疏松症，而且已经很严重。

由于骨骼的硬度减低，支持作用减弱，更年期骨质疏松症患者可表现为四肢酸痛、腰背乏力等症状。严重者全身疼痛，影响活动，甚至因浑身无力而卧床不起。疼痛集中于骨盆和脊椎，并可延伸至腰部和下肢，活动时疼痛加剧，休息时减轻。经常有中老年女性说自己腰腿痛，白天感到四肢无力，拖不动腿，经一夜休息后即感四肢重新变得有劲。骨质疏松症患者的骨密度下降，抗外力能力自然而然也就随着下降，极易骨折，在外伤或不当姿势时，甚至无明显外力时均可发生骨折。

什么是更年期高血压

> 高血压的确定标准以血压升高为主要依据，成年人正常血压 ≤18.6/12 千帕（≤140/90 毫米汞柱），40 岁以上的人，每增长 10 岁收缩压可增加 1.5 千帕左右。在休息时血压经常超过 18.6/12 千帕，特别是舒张压超过 12 千帕，则认为是高血压。人的血压会随年龄增长有所增加，高血压是更年期女性的一种多发病。

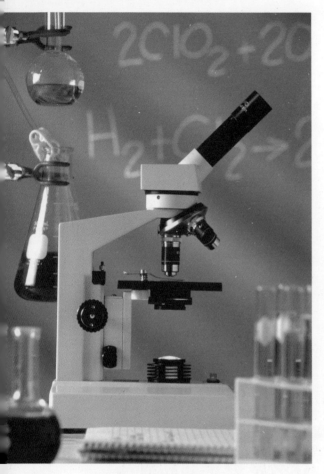

医学研究证明，现代社会生活节奏快，刺激因素日益多元，长时间过度紧张、过度兴奋，以及家庭纠纷、人际关系处理不当、剧烈运动和不科学的饮食等都会引起血压升高。少数更年期女性由于雌激素水平的下降速度较快，交感神经系统兴奋，血管舒缩中枢调节变得异常敏感，细小血管容易痉挛，痉挛严重时则血压暂时升高，就成为更年期高血压。主要表现为收缩压上升，舒张压改变得较少或

无改变。更年期多在45岁左右到来，正值高血压主要发病因素——动脉硬化出现的年龄，因而此时高血压发病率会陡然上升。

什么是更年期糖尿病

糖尿病是由于胰岛素分泌不足以及胰升血糖素不适当地分泌过多所引起的，是一种常见的、有遗传倾向的代谢内分泌疾病，可发生于任何年龄，但40岁以后女性发病占70%左右。

糖尿病发病率随着年龄而增长，年纪愈大发病率愈高，患糖尿病的人愈多。这是因为更年期后容易出现以下几个发病因素：第一，体内激素减少，肌体各功能减退；第二，肥胖，肥胖能引起体内糖、蛋白质的代谢紊乱，使胰岛细胞容易出现功能障碍；第三，多年的饱食习惯，不但使人发胖，而且长期加重胰岛细胞的负担；第四，精神压力和情绪波动，包括更年期女性时常有的心情抑郁，可能对大脑皮层的活动构成影响，并进一步影响到胰岛细胞功能。自身的免疫力状况或病毒感染，是除遗传因素外导致糖尿病的原因。

Part 2

中篇　妇科病与饮食健康

　　妇科疾病迁延难愈、易反复，除了药物治疗外，合理的饮食也十分重要。本章特别提供一些饮食康复方案。

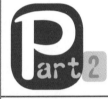
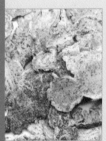
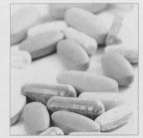
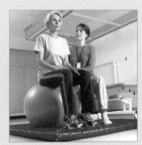
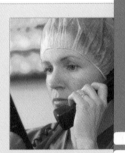
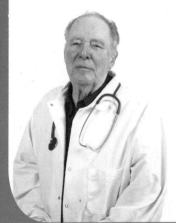
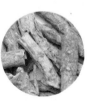
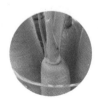
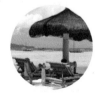

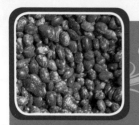

妇科病的饮食疗法

患有妇科炎症，有些东西是不能吃的，如不管不顾，炎症加重就在所难免了。本节为大家详细介绍女性患了妇科炎症后的饮食宜忌，希望对你有所帮助。

治疗妇科病的茶饮

中医药文化源远流长，千百年来的实践中，中医总结出了具有显著疗效的各种药茶饮品，使得饮品不单单具有补充人体水分的作用，还具有祛疾治病之功效。

1 马兰银红枣茶

马兰根 20 克，红枣 10 克。将马兰根、红枣粗研碎加水煎汤，去渣取汁。代茶温饮，每日 1 剂。用于治疗湿热带下。

2 扁豆山药茶

白扁豆、山药各 20 克，粗研碎，加水煎汤，去渣取汁。代茶频饮。用于治疗脾虚带下或带下色白者。

3 橘皮竹茹茶

竹茹 10 克，橘皮 5 克。将竹茹、橘皮切碎后用沸水冲泡，代茶频饮。

用于治疗妊娠反应，胃气上逆的呕吐。

4 黄连苏叶茶

苏叶 7 克，黄连 3 克。先将黄连捣碎，再将苏叶切碎，沸水冲泡 10 分钟。代茶频饮。用于治疗妊娠呕吐。

5 妊娠止酸茶

黄芩 9 克，苏梗 5 克，加沸水 300 克冲泡，盖焖 3 小时。代茶饮。适用于妊娠呕吐。

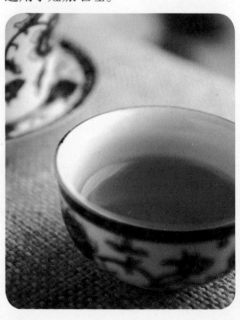

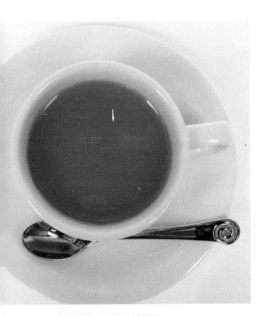

9 红糖胡椒茶

红糖 15 克,胡椒 1.5 克,红茶 3 克。将胡椒研末,红糖炒焦,与茶叶一起用沸水冲泡。代茶温饮,每日 2 剂。用于治疗产后痢腹痛。

10 玉米芯茶

玉米芯 30 克,红糖适量。将玉米芯切碎,加水煎汤,去渣取汁,加入红糖。代茶频饮,每日 2 剂。用于治疗产后虚汗、盗汗。

11 山楂麦芽茶

山楂 10 克,炒麦芽 50 克,加水煎汤。代茶饮。适用于断奶后回乳。

12 银花地丁茶

紫花地丁 30 克,金银花 30 克,加水煎汤,去渣取汁。代茶饮。用于治疗乳痈初起,热毒较甚者。

13 通经益孕茶

凌霄花根 30 克,老母鸡 1 只,茶树根 15 克,小茴香 15 克,黄酒、红糖各适量。将茶树根和小茴香加黄酒适量,隔水炖 2 ~ 3 小时,取汁,加红糖。凌霄花根与老母鸡同炖至熟,加少许米酒和盐即可。用于治疗痛经、不孕症。

6 莲子葡萄干茶

莲子 90 克,葡萄干 30 克。将莲子去皮和芯,与葡萄干一起加水 750 克,用旺火隔水炖烂莲子。代茶饮,每日 1 剂。补气益肝,安胎。用于治疗脾肾虚型的胎动不安。

7 生地萝卜茶

生地汁 150 克,鲜萝卜汁 150 克,冰糖适量。将二汁混匀,调入冰糖,代茶饮。用于治疗产后大便数日不解,或解时艰涩难下,但腹无胀痛、饮食正常、面色萎黄等症。

8 产后头痛茶

川芎 6 克,腊茶 5 克。将原料研细末,加水煎汁。代茶温饮,每日 2 剂。用于治疗产后头痛、气虚头痛等。

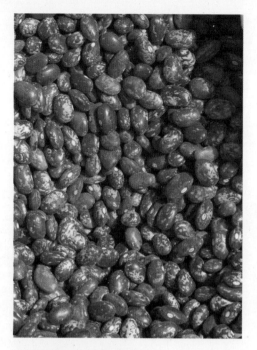

解毒，止痒。用于治疗女性阴痒。

17 痛经茶

香附 10 克，肉桂 3 克，乌药 19 克，延胡 10 克。沸水冲泡。代茶频饮，每日 1 剂，连服 4 天。用于治疗青年女性痛经。

18 芝麻盐茶

粗茶叶 3 克，芝麻 2 克，精盐 1 克。用沸水冲泡茶叶，加入研碎的芝麻，调入盐即可。从经前 2 ~ 3 天起，每天饮用 5 ~ 6 次。通血脉，养脾肾。用于治疗经期中少腹疼痛、腰痛。

14 枳壳黄芪茶

黄芪 40 克，枳壳 40 克，红枣 40 克，糖少许。加水煎浓汁，去渣取汁，加入食糖。代茶饮。用于治疗轻度气虚型子宫脱垂。

15 益母甘草茶

益母草 200 克，甘草 3 克，绿茶 2 克，红糖少许。加水 500 克，煎煮 5 分钟。代茶温饮，每日 1 剂，分 3 次饮用。用于治疗盆腔炎。

16 苦参明矾茶

苦参 80 克，明矾 25 克，绿茶 15 克。加水 750 克，煎煮 10 分钟。外用，温洗患部，每日洗 1 次。清热

19 红糖姜枣茶

红糖 80 克，生姜 12 克，红枣 80 克。加水煎汤，去渣取汁。代茶温饮，每日 1 剂。补血益气，活血祛

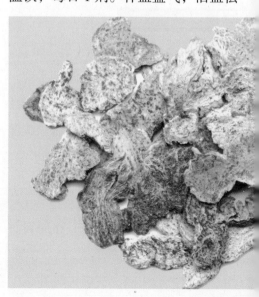

瘀。用于治疗寒湿凝滞型、气滞虚型痛经以及闭经。

20 花菽姜枣茶

花椒 10 克,生姜 5 克,红枣 15 克。将原料浸泡 30 分钟,煎煮 10 分钟,去渣取汁。代茶温饮。用于治疗血瘀型痛经。

治疗妇科病的汤羹

> 汤羹原料是由谷物、蔬菜、鱼肉、蛋奶、杂粮、药物等组成,经过熬、炖、煮等,使各种营养成分易于被人体吸收,从而达到对人体的营养作用,从而促进病体的康复和身体健康。

1 益母姜饮

益母草 30 克,生姜 6 克,茜草根 12 克,生蒲黄 12 克。将原料一起用水煎熬。分 3 次温服,每日 1 剂。行气,活血,止痛。用于治疗产后腹痛。

2 羊肉鲜山药汤

羊肉 500 克,生姜 15 克,鲜山药 100 克,牛乳 170 克。将羊肉洗净切块,生姜洗净切片,山药去皮洗净。将生姜、羊肉放入锅内,倒入适量清水用旺火煮沸后,改用文火焖煮 6 小时,再加入山药煮至熟烂,最后加入牛乳煮沸。同时加盐调味,吃肉喝汤。用于治疗产后肢冷、畏寒、出冷汗。

3 羊肉姜汤

羊肉 1500 克,老姜 50 克。将原料共放入砂锅内,倒入适量清水用文火炖至熟酥。吃肉喝汤。用于治疗产后全身痛。

4 羊肉豉蒜汤

羊肉 500 克,大蒜 75 克,香豆豉 75 克。将原料一起用水煎熬至熟酥。吃肉喝汤。用于治疗产后带下。

5 四味炮姜

当归 15 克,炮姜 6 克,桃仁 10 克,炙甘草 6 克,川芎 6 克。将原料一起用水煎熬。饮用,每日 1 剂。用于治疗产后恶露不止。

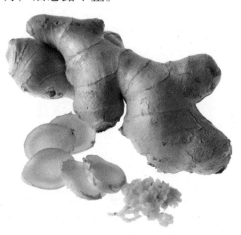

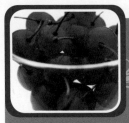

保健医生推荐的孕产妇膳食

孕产妇的膳食结构很复杂也很关键，孕妇和产妇的饮食不仅仅是为了生出一个健康宝宝，更重要的是，一个合理的膳食结构会让宝宝更优质。

保健医生推荐的孕妇膳食

> 一颗小小的受精卵经过 10 个月的成长，在短短的 280 天中，需要从母体中吸取极为丰富的营养。女性妊娠期的营养尤其是妊娠中、后期的营养，不仅关系到女性本身的健康，而且关系到胎儿和婴儿的生长发育。

一般来讲，一位从事轻体力劳动的孕妇，每日需要热量 2500 ~ 2700 千卡（比平时多需热量 20% ~ 25%）、蛋白质 80 ~ 90 克、铁 15 ~ 20 毫克、钙 15 克、维生素 A 3300 国际单位（比平时多 20% ~ 60%）、维生素 B_1 1.3 毫克、维生素 B_2 1.3 毫克、烟酸 13 毫克、维生素 C 100 毫克。为了满足以上营养需要，应当认真安排好孕期膳食。

近年来，国内外的研究证明，孕妇如果缺乏蛋白质，除了容易造成流产外，还可影响胎儿脑细胞的发育，造成婴儿智力障碍。如果维生素 B_2 和维生素 A 缺乏，后代可能出现唇裂、腭裂等畸形。为了使生出的孩子个个都聪明健康，就应该科学安排孕妇膳食。

一般来讲，妊娠初期，胎儿生长缓慢，此阶段孕妇基本上不需要特殊营养。

妊娠中、后期，胎儿生长很快，各种营养物质需要量增大，孕妇可多吃营养丰富的食物。

按照目前一般人的生活水平，妊娠中、后期女性一日的膳食，可以作如下安排：

鸡蛋 1 ~ 2 个

瘦肉类（包括脏腑、鸡、鸭、鱼、

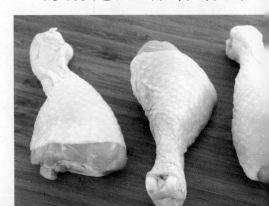

虾）1 ～ 2 两

豆类（包括鲜豆、干豆、豆制品）
2 ～ 3 两

蔬菜（尽量多用绿叶菜）1～1.5 斤

谷类（要用部分粗粮）0.8 ～ 1 斤

烹调油 4 ～ 5 钱

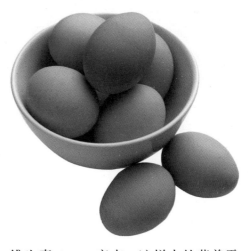

另外，孕妇每天还可吃些苹果、葡萄、梨、山楂、橘子等水果以补充维生素。每周还可适当吃些海带、紫菜、海米、虾皮等，以补充碘和钙。硬果类食品，如芝麻、花生、核桃、葵花子等，蛋白质和无机盐的含量与豆类相仿，亦可经常选用。

保健医生推荐的产妇膳食

> 随着一个新生命的诞生，母亲就开始了艰苦的产褥期，这时，母亲既要补充分娩时的消耗，又需要供给婴儿乳汁，因此，产后的营养需要量比妊娠时还要高。

据研究，在产后的一年之内（指哺乳的女性）大约每日需要热量 3200 千卡、蛋白质 90 ～ 100 克、钙 2000 毫克、铁 15 毫克、维生素 A 3900 国际单位、维生素 B_1 1.6 毫克、维生素 B_2 1.6 毫克、尼克酸 16 毫克、维生素 C 150 毫克。这样大的营养需要量，全部要从膳食中摄取。怎样才能安排好"月子期"的膳食呢？应该做到：膳食的质量要好，食物品种要多种多样，软烂可口，并多食汤类。乳母每日可吃 5 ～ 6 餐，每餐应尽量作到干稀搭配，荤素搭配。具体来讲产妇可吃下面一些食物：

1 煮鸡蛋

鸡蛋中所含的蛋白质分量多，营养价值高，铁的含量也比较高，并且容易被身体吸收利用，对产妇健康的恢复以及乳汁分泌都有好处。但每日吃鸡蛋的数量应适当，一般每日吃 4 ～ 6 个即可，一次吃的过多，会影响消化，于身体无补。

2 母鸡炖汤

鸡汤的味道鲜美，能促进食欲，

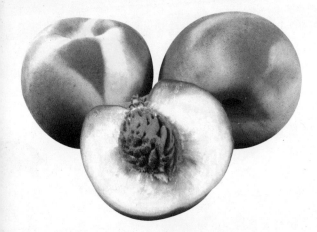

促进乳汁分泌。但鸡汤的营养价值不如鸡肉高，所以喝汤时要连肉一起吃。也可以将炖排骨汤、炖牛肉汤与鸡汤调换着吃。条件不许可时，可吃些豆腐汤、青菜汤、蛋汤等。

3 猪蹄炖汤

这是中国传统的"下奶"食品。中医对药方中增进乳汁分泌，也常用猪蹄作药引子。

4 挂　面

在挂面汤中加 1 ~ 2 个鸡蛋比较适合产妇食用。挂面也可以和细切面、薄面片调换着吃。

5 红　糖

由于它的加工工艺不如白糖或砂糖精致，所以含铁量比白糖高约1 ~ 3 倍。产后失血多，吃红糖可以防治贫血。

6 小米粥

小米的营养价值与稻米相比，其粗纤维含量高 2 ~ 7 倍，铁的含量高约 1 倍，维生素 B_1 的含量高约1.5 ~ 3.5 倍，核黄素的含量高约 1 倍。适当吃一些小米粥对产妇有好处，但它的营养也并不全面，所以决不能在整个"月子"期间全吃小米粥，以免造成营养不良。

7 水　果

新鲜的水果，色鲜味美，可促进食欲，还有帮助消化与排泄的作用。有人担心水果太凉，影响牙齿和其他器官。其实，一般室内存放的水果不会太凉，不至于凉到足以刺激消化器官、影响健康的地步。

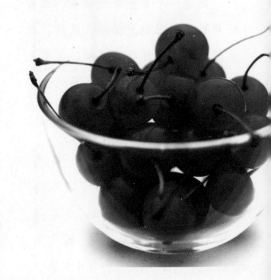

Part 3 下篇 妇科病的物理疗法

物理疗法是便捷有效的治疗疾病的方法，无不良反应，除了消除针对性疾病外，更有强身健体之效。

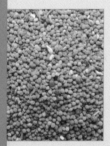
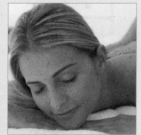
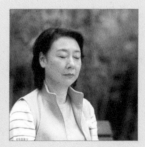
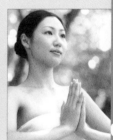
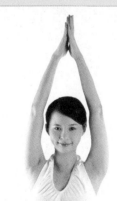
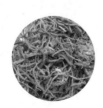
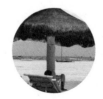

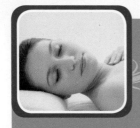

按摩疗法

保健按摩是指用双手在身体某些部位或穴位上进行提拿、揉搓、拍打，以促进血液循环，改善消化功能，提高防病抗病能力的方法。按摩疗法简单易学，使用方便，适合用于家庭保健。

按摩疗法简介

按摩疗法是一种历史悠久的中医外治方法，它的应用范围非常广泛，可用于治疗多种妇科疾病，一般都能收到良好效果。

乳腺炎的按摩疗法

乳腺炎是指乳腺组织的急性感染。症状表现为乳房胀痛，乳房内出现明显肿块，体检时可见乳房肿大，皮肤潮红，而且局部皮肤温度升高，并出现寒战、高热等症状。主要是由于乳汁淤积、细菌感染所致，多见于初产妇，产后3周左右，常在乳头皲裂后发生。症见乳房疼痛、红肿、有硬结，并伴有寒战、发热等，早期可用抗生素进行治疗。接下来介绍一种穴位按摩疗法以供参考。

1 按摩取穴

天溪：在胸外侧部，第4肋骨间隙，距前正中线6寸。

太冲：在足背侧，第1跖骨间隙后方凹陷处。

内关：在前臂掌侧，曲泽穴与大陵穴的连线上，腕横纹上2寸，掌长肌腱与桡侧腕屈肌腱之间。

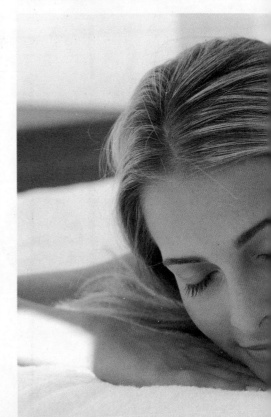

2 按摩步骤

（1）自己用手指抵住乳房肿块，沿顺时针方向轻轻地按揉2分钟。以润滑油或滑石粉作推拿介质。

（2）坐下，双手摩擦发热，热敷乳房（也可用热毛巾热敷），然后在乳房上涂少量润滑油，用食指、中指由乳房四周轻轻向乳头方向按摩2分钟，注意应沿着经络方向施以正压，将淤滞的乳汁逐渐地推出，不宜用力挤压或旋转着按压。

（3）在按摩的同时，可以轻揪乳头数次，以此扩张乳头部的经络，使淤滞的乳汁得到疏通。

（4）如果没有乳汁流出，只见

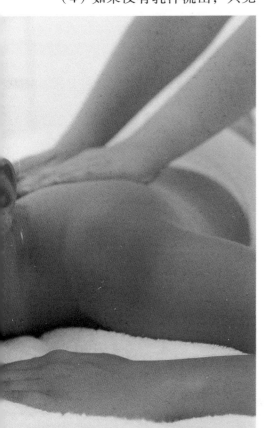

到一个白点，可用消毒针头挑开，然后围绕着肿块按摩，并由肿块处向乳头方向推挤3分钟，直至挤出黄色液体或乳汁为止。

（5）以一手拇指、食指挤捏肿块，由上而下挤捏至乳头处，注意逐渐增强挤捏力量，使阻塞的乳腺口得以疏通，这样才能挤出黄色液体或乳汁；另一手食指轻轻地揉动乳头，每次约2分钟。

（6）坐下，按揉内关穴2分钟，以出现酸胀感为宜。

（7）站立，以拇指指腹按压天溪穴1分钟。然后分别沿顺时针和逆时针方向按揉2分钟，以出现酸胀感为宜。

（8）坐下，以两手拇指和食指揉捏患者肩井穴2分钟，以出现酸胀感为宜。

（9）坐下，用食指用力按揉太冲穴1分钟，以出现酸胀感为宜。

乳房皲裂的按摩疗法

1 按摩取穴

尺泽：在肘横纹中，肱二头肌腱桡侧凹陷处。

云门：在胸前壁的外上方，肩胛骨喙突上方，锁骨下窝凹陷处，距前正中线 6 寸。

膻中：在胸部前正中线上，第 4
肋骨间隙，两乳头连线的中点。

乳根：在胸部，乳头直下，乳房
根部第 5 肋骨间隙，距前正中线 4 寸。

2 按摩步骤

（1）站立，用手指轻轻揉按乳
根、乳房 2 分钟，然后再揉按膻中、
乳根各 1 分钟。

（2）坐下，双手搓揉发热之后，
按在双侧乳房热敷 2 分钟，再把手掌
按在乳房上轻轻画圆并揉动 2 分钟。

（3）坐下，一只手握拳叩击另
一只手上的尺泽穴约 2 分钟，力度适
中即可。

（4）坐着用中指、食指按揉云
门穴 2 分钟，以出现酸胀感为宜。

（5）哺乳后可用乳汁涂在乳头
及乳晕周围皮肤上，以食指、中指轻
轻按摩 1 分钟，或用护肤膏搽在乳头
上，轻轻按摩 2 分钟。

乳胀的按摩疗法

乳胀多出现于经期来潮前。按
摩部位为两侧乳房，从外向乳头方
向上下、左右方向来回用手掌轻轻
按摩，即可有效减轻乳胀症状。

慢性盆腔炎的按摩疗法

取仰卧位，双膝屈曲，用双手提
拿小腹部数次，疼痛部位则多施手法。
然后，双腿伸直，用手掌揉按大腿内
侧数次。接着取坐位，用手掌按揉腰
骶部数次，提拿两侧带脉。按压气海、
关元、血海、三阴交等穴，每穴各按
压 1 分钟。

月经不调的按摩疗法

月经不调是女性月经病的统
称，是指因月经周期、经量、色、
质上的改变而发生各种病理变化，
包括月经先期（经期提前）、月经

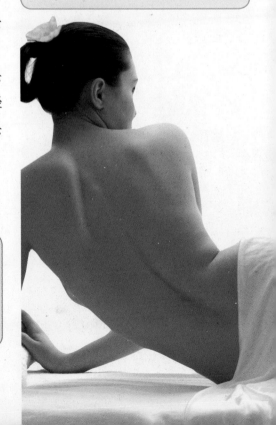

后期（经期延后）、月经先后无定期以及闭经、崩漏、经量过多、经色紫黑等病症。患者在进行专科治疗的同时，还可配合进行自我按摩，常能取得事半功倍的疗效。本按摩手法操作简便，极易掌握。

首先取仰卧位，以右手鱼际先按揉腹部的气海穴约1分钟，再以右手拇指指腹螺纹面依次点按腿上的三阴交穴，每穴点按1分钟，最后以一手手掌按摩小腹部，约按摩1分钟。

然后改取俯卧位，先以手掌在腰骶部上下往返反复按摩2分钟，再以拇指指端分别点按肾俞、命门、八髎等穴各半小时，以出现酸胀感为度，最后再以十指同时提拿双侧肾俞穴各3次。操作结束。注意，自我按摩如在经期前后进行，则能收到更好的效果。

女性漏尿的按摩疗法

一般情况下女性漏尿患者的膀胱括约肌都比较松弛，这与其子宫韧带下垂有密不可分的关系，严重者大笑、走楼梯，或轻微跳跃都会有漏尿感觉。自我按摩足底对此症的治疗效果会相当令人满意。女性漏尿自疗保健的治疗法要适当地按摩反射区——尿道、膀胱、腹股沟、子宫。女性漏尿自疗保健法则要加强按摩部位：膀胱、腹股沟、子宫。

1 按摩尿道反射区

尿道反射区在双脚内侧约踝关节与脚后跟的一半，按摩时会有一条凹陷斜向的沟。按摩方向是由膀胱反射区往脚后跟方向推动。

2 按摩膀胱反射区

膀胱反射区在双脚内侧约踝关节与脚底相交处，按摩时会有一粒肉球凸出的感觉。按摩时由输尿管连接点斜向尿道方向推动。

3 按摩腹股沟反射区

在双脚内侧踝关节凸出骨头边，用手触摸有微凸颗粒的感觉。按摩时应该定点按揉。

4 按摩子宫反射区

子宫反射区在双脚内侧的踝关节与脚后跟中央骨头上方凹陷处。按摩时找到凹陷处进行定点扣按。

女性性冷淡的按摩疗法

延伸阅读

其他按摩疗法

1. 偏头痛的按摩疗法

用双手同时用力掐、按摩双脚大脚趾的下部，约5分钟左右，即可有效缓解头痛症状。

2. 胸闷的按摩疗法

用手掌顺着前胸肋骨方向，从里向外，两手交替地进行按摩。同时还应配合调整呼吸，用鼻缓缓地深吸气，用嘴慢慢地吐气。

3. 便秘的按摩疗法

围绕脐周，用手掌沿顺时针及逆时针方向各按摩100次。然后从右侧腹部自下向上推压，再在中上腹自右向左推压，最后在左侧腹部自上向下推压。

女性性冷淡是指育龄夫妇婚后居住在一起，女方3个月以上没有主动的性要求，或者对其配偶的性爱行为反应淡漠、迟钝。据调查统计可知，已婚女性性冷淡者占30%左右，比男性多1倍以上。为了及时解除性冷淡女性患者的痛苦，现特地介绍一套疗效显著的按摩疗法，以供参考。

1 按摩性敏感部位

性敏感部位是指能够激起性兴奋与性欲的体表带或穴位。它有性敏感带和敏感点。女性的性敏感带如耳朵、颈部、腋下、乳房、乳头、大腿内侧

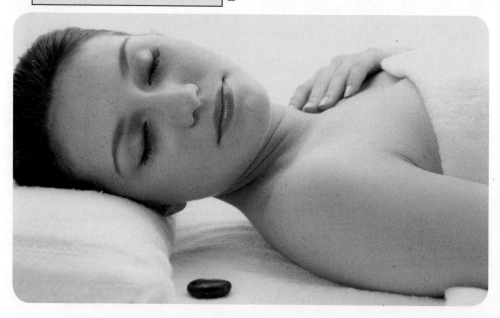

等部位，其敏感点有会阴、会阳、京门等穴。按摩性敏感带时，男方宜缓慢轻揉，使之有一种舒坦的感觉；按摩敏感点时，可用指头掌面按压，以柔济刚，达到激起女方性欲的效果。总之以女方体验到一种快乐、舒适感为原则。每日按摩1次即可。

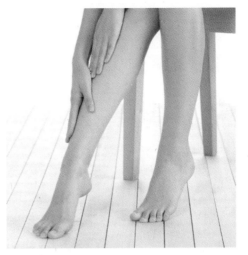

2 按摩腰部

取直立位，双脚分开与肩同宽，双手拇指紧按同侧肾俞穴，小幅度快速旋转腰部，并向左右弯腰，同时双手从上向下往返摩擦，约持续2～3分钟，以身体深处自感微热为度，每日按摩2～3次。

3 按摩神阙穴

取仰卧位，两腿分开，距离保持与肩同宽，双手按在神阙穴上，左右各旋转200次，以身体深处自感微热为度，每日按摩2～3次。

4 导引体操

两腿伸直坐好，自然放开，两手放在身后的地面上支撑身体，向外打开足尖，同时于吸气时反弯上体，即头部、躯干后仰；接着足尖扭入内侧，同时在呼气时向前弯曲，但注意双手不能离地。这样前屈、后仰3～4次。

以上几组按摩疗法可以交替进行，但不可操之过急，应该持之以恒，只要坚持1～2个月，便会有治愈的可能。

妊娠呕吐的按摩疗法

妊娠呕吐，中医又称妊娠恶阻。其症状表现为：女性在怀孕初期，食欲不振，有轻度恶心、呕吐等现象，一般情况下不影响正常饮食和工作，属于正常生理反应，到妊娠第三个月能自然消失，没有必要进行治疗。但有些孕妇呈持续性或剧烈呕吐，甚至出现不能进饮食、全身乏力、明显消瘦、皮肤黏膜干燥、眼球凹陷、小便少等症状，必须及时治疗，以免影响母体健康和胎儿发育。按摩足部对此症见效甚快。

第一，用拇指按揉足部冲阳、太

白穴各10分钟，每日按揉2次左右。

第二，轻轻按揉足部胃、肝脏、生殖腺、甲状腺反射区各4分钟左右，按揉足部腹腔神经丛、肾脏、输尿管、膀胱、肾上腺反射区各3分钟，每日按揉1～2次。

第三，揉按足部内庭穴10分钟

左右，即可缓解症状。

第四，按压足部厉兑、隐白两穴10～25分钟。

对于症状严重者，在足部按摩治疗的同时，可按揉食指指甲旁的商阳穴3～5分钟作为辅助治疗，每日按揉1次即可。

 专家指导

手指点按帮助女性朋友赶走病痛

疼痛是一种十分常见的症状，而且常在既无医生也无药物时发作。这时利用一根手指点按相应穴位，往往有立竿见影的作用。

1. 头痛

头痛发作时，可用拇指点按合谷和内关穴。点按时注意向上用力，使酸胀感向上传导。如能两穴同时按压，则疗效更好。头痛严重者也可配合用手指点按疼痛部位1～2分钟。此法对缓解血管神经性头痛尤其有效。

2. 牙痛

在牙痛相应的脸颊上找出疼痛部位，用食指蘸上正红花油，点按疼痛部位，以局部有酸胀感为度。一般点按数分钟即可止痛，仍然疼痛的话，对上牙痛可再点按患侧下关穴（耳前颧弓下凹陷中），下牙痛可点按颊车穴（下颌角咬牙隆起处）、患侧合谷

穴（虎口肌肉隆起处）。每穴点按1～2分钟，即可止痛。

3. 咽喉痛

点按在颈肌外侧缘入发际处的天柱穴，以产生酸胀感为度，再按压合谷穴5分钟，可有效缓解疼痛。

4. 颈痛

颈痛多由落枕引起，可选位于手背第2、3掌骨头之间略后的落枕穴点按，以酸胀感向上传导为佳，同时缓慢活动颈部，对痛处出现条索状疼痛者，可用拇指从上到下进行弹拨，几分钟即可止痛。

5. 乳痛

在患侧背部第4、5椎至肩胛骨之间找到痛点，拇指点按，可缓解疼痛，或加按患侧肩胛中央的天宗穴，则止痛效果更佳。

6. 岔气胸痛

沿胸痛的肋间上找到相应脊柱旁1.5寸左右有一疼痛点，先吸满一口气鼓胸，用拇指在痛点向下点按，有时可听到"咔"的一声响，说明肋椎关节已复位。或按后吸气时用手掌在脊部痛处拍打几下即可。

7. 心绞痛

心绞痛发作时，右手握拳后伸，用中指掌指关节按压位于两肩胛下角连线与脊柱中线交界的至阳穴，拳头抵靠在靠背椅背上，上身向后靠，使拳头尖顶按在至阳穴以产生酸胀感，持续心绞痛缓解。

8. 胃痛

先在背上第5~10胸椎脊柱旁寻找出压痛点或皮下结节，用拳头尖顶压至阳穴，也可由旁人用拇指点压，快者1~3分钟即可止痛，严重胃痛者可加上点压膝下4横指、胫骨外1横指的足三里穴，有显著疗效。

9. 胆绞痛

先查出压痛敏感点，一是在胸下第8、9肋软骨连接边缘处，即日月穴外侧，二是在第8、9椎旁2~3寸处，找出2个压痛明显处，用拇指尖按压，力度由轻到重，5~10分钟即可止痛。

10. 腰痛

对急性扭伤引起的腰痛可点按扭伤穴。先屈肘成90度，肘横纹头下2横指，按压时宜有明显胀痛感，拇指点按，胀痛以能耐受为度，同时活动腰部，数分钟可缓解疼痛。

11. 腹痛

用拇指点按足三里穴和内关穴，10分钟可止痛。剧烈腹痛者可用拇指尖点按第2掌骨桡侧中段的压痛点，或第9~12胸椎的压痛点，直至疼痛缓解。

12. 四肢损伤疼痛

对疼痛范围较小者，找出健肢痛点相应部位点按，同时活动患处，如右侧外踝处扭伤，痛点在踝尖下，即点按左侧踝尖下，使之产生酸胀感，同时活动右踝。对久伤后局部疼痛表浅者，可用拇指甲一边掐按一边弹拨，也有良效。

13. 痛经

用拇指点按位于胫骨内侧踝下缘下方4横指的地机穴和内踝上3寸的三阴交穴，或在手背第2掌骨桡侧上端寻找出压痛点进行按压。以后在月经前几天，每日数次按压上述穴位可避免或减轻痛经。

用以上方法止痛多能起到一定的作用，但应注意，在止痛的同时，还应积极治疗原发病，以彻底根治疼痛。

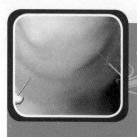

针灸疗法

针灸疗法是我国古代劳动人民创造的一种独具特色的医疗方法。特点是治病不靠吃药，是用针刺入患者身体的一定部位，或利用火的温热刺激烧灼局部，以达到治疗疾病的目的。

针灸疗法简介

> 针灸疗法可分为针法和灸法两种，统称针灸疗法。

实践证明，针灸可用于治疗多种妇科病，现介绍几种常见妇科病的针灸疗法以供参考。

乳腺增生的针灸疗法

针灸取穴：以膻中、屋翳、足三里、合谷为主穴。肝肾阴虚者配太溪；肝郁气结者配太冲；伴胸闷困痛者配外关；伴有月经不调者配三阴交。

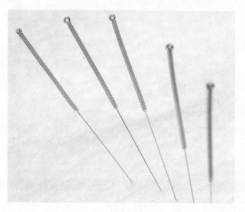

操作：以 1～1.5 寸毫针在膻中穴向患者乳根部斜刺，屋翳穴亦斜刺向乳根部；余穴以直刺为主。捻转得气后膻中与屋翳两穴可接电针仪，采用疏密波，强度以患者可以耐受为宜，其余穴位 10 分钟行针 1 次，随证补泻，每次留针 20 分钟，10 次为 1 疗程，疗程间隔 3～5 天；月经期应暂停治疗，注意治疗期间其他治疗药物全部停服。

原发性痛经的针灸治疗

> 原发性痛经指生殖器官没有明显器质性病变的月经疼痛，又称功能性痛经。常发生在月经初潮后不久，多见于未婚或未孕女性，一般生育后痛经缓解或消失。该病属于中医学痛经、经行腹痛范畴。痛经治疗原则以通调气血为主，但病因不同，证有虚实，治疗方法也有所差异。

短黄，舌红黄而腻，脉弦数或滑数。症属湿热下注，治宜化瘀止痛、清热除湿。

针灸取穴：关元、气海、三阴交、天枢、间使、合谷、足三里。

操作：采用泻法针刺。也可用三棱针点刺以上诸穴，以及加拔罐治疗。

③ 经期或经后针灸

小腹冷痛，喜按，得热则舒，经量少，经色黯淡，腰腿酸软，畏寒肢冷，小便清长，舌苔白润，脉沉。症属阳虚内寒，治宜化瘀止痛，温经暖宫。

针灸取穴：关元穴。

操作：采取扬刺法加温针治疗；脐下3寸取关元穴，用毫针直刺入1.5寸深，得气后用提插捻转手法进行强度刺激。然后以关元穴为中心点，在上下左右1寸处分别刺1针，深1.5寸。取1～20厘米长的艾段，套在针柄上点燃，每日1次，每次在每根针上连用2～3个艾段，3次为一个疗程，痊愈后为巩固疗效，还应分别在2个月经周期治疗1～2次。

如果经后1～2日或经期小腹隐隐作痛，喜揉按，经量少，色淡质黄，或体虚乏力，面色发黄或苍白，舌质淡，脉细弱，症属气血虚弱，治宜调经止痛、益气补血。

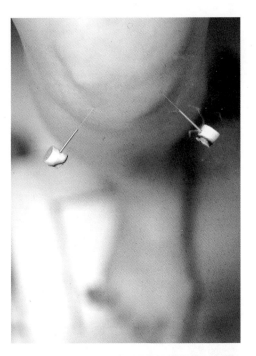

① 经前1～2日或月经期针灸

每次经前1～2日或月经期小腹胀痛拒按，行经不畅或经量较少，经色紫黯有血块，血块排出后疼痛减轻，常伴有胸胁乳房肿胀，舌紫黯或有瘀点，脉弦。症属气滞血瘀，治宜行气活血止痛。

针灸取穴：中极、气海、关元、带脉。

操作：采用泻法针刺。也可用梅花针在关元、气海加拔罐治疗。

② 经期经前针灸

经期经前小腹胀痛拒按，有灼热感，或伴有腰骶胀痛，经色黯红，质稠有块，平时或伴有带下黄稠，小便

针灸取穴：百劳、关元、肾俞、归来。

操作：采用补法针刺。

阴道痉挛的针灸疗法

交合时会阴部肌肉痉挛，拘急疼痛，小腹坠胀，小便短赤，胸肋胀满，口燥舌干，舌红苔黄，脉弦数。

针灸取穴：中极、合谷、关元、神门、足三里、三阴交、太冲。

操作：每次取 3 ~ 5 个穴位，在交合前半小时进行针刺。采用平补平泻手法进行微弱刺激。进针得气后留针 20 分钟，每隔 5 分钟行针 1 次。

产后腰痛的针灸疗法

针灸取穴：耳穴有皮质下、神门（配腰区髋区）；体穴有关元、大肠俞、肾俞、三阴交、足三里、环跳、阳陵泉、血海。

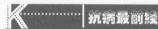

K·············· 抗病最前线

针灸有助于女性受孕

这种起源于中国的古老医学方法至今已有两千多年历史，针灸是指在身体的特定穴位进行针刺，传统中医理论认为这些穴位连接人体的能量通路——经络，针灸治疗可帮助机体恢复自然能量、运行通畅。根据最新科学研究显示，针灸治疗可以帮助那些希望怀孕的女性早日实现自己的愿望。据有关专家指出，对医学文献的查阅显示，针灸这种古老的医疗方法可减轻应激、增加生殖器官血流、促进规律排卵，所有这些作用都有助于受孕。希望怀孕的女性可将针灸治疗作为有效的辅助手段之一。

许多研究均证实针灸治疗可辅助其他助孕治疗，如有研究发现针灸辅助体外受精的妊娠率高于单独体外受精。体外受精需取卵子在体外与精子进行受精，然后将胚胎植入子宫。曾有一项科学研究显示单独使用针灸治疗与服用助孕药物的效果相同，提示针灸可作为一种独立的治疗方法来应用。西方学者的研究显示针灸可影响大脑中枢进而影响排卵，同时可缓解紧张情绪。紧张情绪对大脑和生育力有重要影响，可能导致女性不能完全排卵，而放松的情况下容易受孕。正如极度紧张的女性可能会闭经，夫妇一般在旅游和度假时更易怀孕。针灸可增加女性生殖器官的血流量，使子宫内膜厚度增加，有利于胚胎着床，如子宫内膜营养不良，则胚胎不易着床，易发生流产。目前已有越来越多的患者把针灸治疗作为助孕的辅助手段。

操作：首选耳穴，探测出明显的痛点，用王不留行籽贴于痛点以缓解疼痛，然后取体穴。肾俞、关元、三阴交施以补法；血海施以平补平泻法；足三里、环跳、阳陵泉施以泻法。

✖ 温馨提示•

吃醋的妙用

醋除了能调和菜肴滋味，增加鲜香之外，还有诸多药用。早在汉代张仲景所著的《伤寒杂病论》中，就有用醋来治疗疾病的记载，并称醋为"苦酒"。《本草纲目》里记载了醋的药用功效："大抵醋治诸疮肿积块，心腹疼痛，痰水血病，杀鱼肉菜及诸虫毒气，无非取酸收之意，而又有散瘀、解毒之功。"《本草备要》记述："醋，可除湿散瘀、解毒下气、消食开胃。"相传清代乾隆皇帝每晚临睡前都会饮一杯醋，作为长寿的"御方"之一，颇有益寿延年之效。

中医认为酸入肝，肝主血。许多妇科病由肝经不舒引起，醋味酸，专入肝经，能增强药物的疏肝止痛作用，并能活血化瘀、疏肝解郁、散瘀止痛。"醋制"是中药炮制中重要的炮制方法，中医临床常用醋与各种药物共制，如常见的妇科用药醋当归、醋柴胡、醋白芍等，可用于治疗月经不调、崩漏带下等妇科疾病。具体的验方，如将香附分成三份，分别用盐、醋、黄酒浸泡，制丸内服，可调经止痛。将米醋50克，地榆（烧炭）50克，以水共煎服，可用于治疗血热月经过多、血热崩漏。又如《增订经验集》记载有治疗赤白带下的药方："贯众一个全用，刮去皮毛……以米醋蘸湿，慢火炙热，为末，空腹米汤饮下，每服二钱，治湿热引起的女性赤白带下，诸药不能得效者，用此屡试有效。"

近年研究发现，食醋还具有美容养颜的功用，经常饮用保健醋和醋制品能使皮肤光洁细腻，皱纹减少，容颜滋润健美。长期坚持用稀释的醋洗脸，还有利于面部的皮肤营养。将醋与甘油以5：1的比例混合涂抹皮肤，长期坚持能使粗糙的皮肤逐渐恢复细腻；每晚临睡前用醋涂抹发根的皮肤，还能有效减少头皮屑；如每晚临睡觉前饮用少量醋，既有助于睡眠，又有利于皮肤的保养。

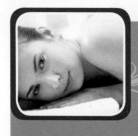

敷脐疗法

敷脐疗法治疗妇科病可以收到一定的疗效，没有不良反应，且方法简单，容易掌握运用。

敷脐疗法简介

敷脐疗法是指将药物放在脐中（神阙穴），上面用纱布或胶布等覆盖固定，以达到防治疾病目的的一种方法。

使用敷脐疗法时要注意以下禁忌证与注意事项：

1 禁忌证

本法无绝对禁忌证，但敷脐的

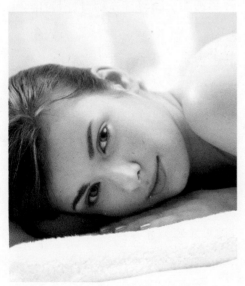

药物一定要与疾病相吻合，做到对症下药。

2 注意事项

（1）明确疾病，辨证施治，根据病情正确选用和配制敷脐药物。

（2）将选定的药物研细末，或作散剂用，或用调和剂调匀作膏剂用。如为新鲜湿润药物，可直接捣成泥状，作膏剂用。

（3）将患者脐部洗净擦干，然后将配制好的药粉或药膏置入脐中，然后用胶布或纱布垫敷盖固定。

（4）敷脐后如局部出现皮疹痒痛，应暂停3～5天；如出现局部溃疡，应停止敷脐，改用其他疗法。

（5）此法7～10天后仍无效，改用其他疗法。

（6）此法对有些病收效较慢，可配合药物内服、针灸、推拿等疗法同时治疗，以提高疗效。

现介绍几种常见妇科病的敷脐处

方及专用敷法以供参考。

痛经的敷脐疗法

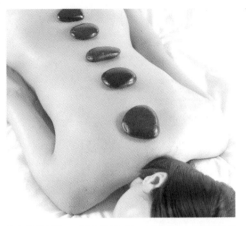

1 疗法一

取五灵脂 15 克、炒蒲黄 10 克、白花 8 克、青盐 5 克，研细末装瓶备用。用时取药末 3 克放脐中，上面覆盖生姜 1 片，艾火灸之，以脐内有热感为度。每日 1 次，每次 5 ~ 10 分钟，在经前 5 ~ 7 天开始敷脐，月经过后停止。

2 疗法二

取炮姜 15 克、肉桂 15 克、茴香 15 克，上药研末，用黄酒或米醋调成糊状。取适量敷于脐部，覆盖清洁消毒纱布 1 块，连用 5 ~ 7 天，痛经愈。

3 疗法三

取适量细辛、生吴茱萸、肉桂、樟脑、当归、乳没共研，10 克装袋敷脐，每日换药 1 次。总有效率约 90%。

带下的敷脐疗法

取白果 20 克、椿根皮 20 克、黄柏 20 克。上药研末，用黄酒或米醋调成糊状。取适量敷于脐部，覆盖清洁消毒纱布 1 块，包扎固定即可，每日换药 1 次，连用 6 天，白带可明显减少。

恶阻的敷脐疗法

取陈皮 10 克、公丁香 15 克、半厚 20 克，共研细末，取新鲜生姜 30 克，煎浓汁调为糊状。取适量敷于脐部，覆盖纱布，包扎固定即可，每日换药 1 次，连敷 2 ~ 3 次，可治胃失和降、脾胃虚寒、早孕的呕吐反应。

胎动的敷脐疗法

取杜仲 30 克、苎麻根 20 克、补骨脂 20 克。上药共研细末，用荷叶水调敷脐部。每日换药 1 次，连用 3 天。此方能治肾亏气虚，冲任不固而致的先兆流产。

子宫脱垂的敷脐疗法

取蓖麻仁10克,醋炒,研成细末,用热米饭适量共捣如泥,制成饼状敷于脐部,用纱布覆盖,包扎固定。每晚临睡前换药1次,直至子宫复位、疗效稳定为止。

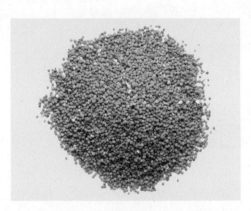

✕ 温馨提示·

仰卧起坐帮助你赶走妇科病

妇科病是女性常见疾病,治疗不当容易引发不孕不育,甚至发生癌变。专家表示,除了药物治疗和理疗之外,女性还可以长期坚持做仰卧起坐,这是种治疗妇科病的辅助方法。因为仰卧起坐可以增强躯干肌肉力量和伸张性,能很好地锻炼腹部肌肉,腹部肌肉收紧可以更好地保护腹腔内的脏器。而女性做仰卧起坐能锻炼腹股沟,腹股沟有许多毛细血管和穴位,做仰卧起坐刺激血管,促进腹部血液循环,从而达到治疗和缓解妇科疾病的目的。做仰卧起坐还可以拉伸背部肌肉、韧带和脊椎,这样能调节中枢神经。另外,学会呼吸可收到良好效果。呼吸掌握不好,体力会下降得非常快,而且达不到动作的预期效果。规范的仰卧起坐,应是身体前屈时呼气,仰卧时吸气。不能机械地在仰卧时完成整个吸气过程,应该是向后仰卧的过程开始吸气,肩背部触地的瞬间屏气收腹,上体逐渐抬起,当上体抬起至腹部有胀感时,快速呼气,向前引体低头,完成整个动作。应该长期坚持1秒半做1个。做仰卧起坐一定要有耐性,偶尔运动会让身体吃不消。此外,不要在经期做仰卧起坐,剧烈的运动有可能使经血从子宫腔逆流入盆腔,子宫内膜碎屑也有可能种植在卵巢上形成囊肿。同时,做仰卧起坐不要抓举重物、挤压或者碰撞腹部,这样可能引起卵巢破裂,引起下腹部疼痛。根据专家建议,30岁以下的女性仰卧起坐的最佳成绩为45～50个/分钟,相当于1秒半做1个;40岁左右的女性应做到35个/分钟;50岁左右的女性应努力达到25～30个/分钟。

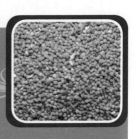

外敷疗法

外敷疗法，又可称为敷贴疗法，是将药物敷在体表特定部位来治疗疾病的一种民间疗法。

外敷疗法简介

使用外敷疗法时要注意以下禁忌证与注意事项：

1 禁忌证

皮肤过敏，容易起血疹、水疱的患者，慎用外敷疗法。

2 注意事项

（1）根据病情，确定是将外敷疗法作为主要治疗方法还是作为辅助治疗方法。

（2）注意调好药物干湿程度，以既不易脱落，又可以黏着为适度。若药物变干，则应随时更换，或加调和剂调匀后再敷上。

（3）如果所用的药物属于干品，不含有汁液，就将药物研为细末，然后加入适量的调和剂（如酒、鸡蛋清、水、蜜等），调成干湿适当的糊状物敷用。如果所用的药物本身含有汁液（如大蒜等），就将药物捣成糊状物敷用。

（4）让患者采取适当的体位，先用水洗净所要敷药的部位，待干后将药敷上。若所敷部位毛发较密，可先剪去一些毛发再敷药。有的敷后按治疗要求，还要用纱布或胶布固定，防止药物脱落。

（5）敷药要保持适当的温度，一般治寒症宜热（注意不要烫伤皮肤），治热症宜凉。

（6）在穴位敷药时，要尽量对准穴位。

（7）如果敷药后出现血疹、水疱等，则应洗去药物，暂时停止外敷，

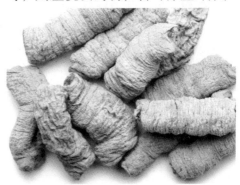

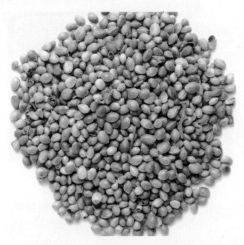

并注意保持皮肤清洁，以防感染。若水疱较大，可用注射器抽去积水，再涂上龙胆紫药水，盖上消毒敷料。大量临床实践证明，外敷疗法对于多种妇科病都可以收到一定的疗效，现将几种常见妇科病的外敷疗法介绍如下：

外阴溃疡的外敷疗法

外敷取位：患处。

操作：把适量马前子放清水中浸泡几天，剥下马前子皮，将皮晾干后油炸，再研成细粉，用麻油调成糊状，涂敷患处。每日涂敷 1 ~ 2 次。

功能性子宫出血的外敷疗法

1 疗法一

外敷取位：百会穴。

操作：取红蓖麻仁 15 克捣烂如泥，敷贴百会穴。止血后洗去。

2 疗法二

外敷取位：百会穴。

操作：蓖麻叶 1 张捣烂，敷于百会穴。每日换药 2 次。

乳痈的外敷疗法

1 疗法一

外敷取位：患处。

操作：取连翘 60 克、蒲公英 60 克、乳香 30 克，研细末，再将米醋加热调药末，趁热敷患处。6 小时敷 1 次。

2 疗法二

外敷取位：患处。

操作：取黄柏 60 克、大黄粉 60 克、白芷粉 60 克，用陈醋调匀，敷在患处，每日敷 2 次。

3 疗法三

外敷取位：患处。

操作：取鲜野菊花 30 克、鲜蒲公英 100 克、鲜葱白头 10 枚，加少量蜂蜜或红糖，捣烂，敷于患处。每日 2 敷次。

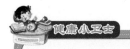
女性必学的养血法

女性因其月经期耗血量较大，若不善于养血，就容易出现头晕、眼花、面色萎黄、唇甲苍白、发枯、乏力、气急等血虚症。严重贫血者，还极易出现白发、皱纹、脱牙、步履蹒跚等早衰症状。血足，皮肤才能红润，面部才有光泽，女性若要追求面容靓丽，身材窈窕，就必须重视养血，养血则要注意以下 5 个方面：

1. 食养

女性平时应适当多吃些富含造血原料的优质蛋白质、必需的微量元素（铁、铜等）、叶酸和维生素 B_{12} 等的营养食物。如动物肝脏、肾脏、血、鱼、虾、豆制品、蛋类、黑芝麻、黑木耳、红枣、花生以及新鲜的蔬菜、水果等。

2. 药养

贫血者应进补养血药膳。可用党参 15 克、红枣 15 枚，煎汤代茶饮；也可用麦芽糖 60 克、红枣 20 枚，加水适量煮熟食用；还可用枸杞 20 克、首乌 20 克、粳米 60 克、红枣 15 枚、红糖适量煮成仙人粥食用，有补血养血的功效；严重贫血者可加服硫酸亚铁片等。

3. 动养

应该经常参加体育锻炼，特别是生育过的女性，更要经常参加一些力所能及的体育锻炼和户外活动，每日至少锻炼半小时。如健美操、散步、跑步、游泳、打球、跳舞等，可增强体力和造血功能。

4. 睡养

平时应保证有充足睡眠及充沛的精力和体力，并做到起居有时、娱乐有度、劳逸结合。要学会科学生活，养成健康合理的生活方式，不偏食，不吃零食，不熬夜，戒烟限酒，不在月经期或产褥期等特殊生理阶段同房等。

5. 神养

性格开朗，心情愉快，不仅可以增进机体的免疫力，而且有利于身心健康，同时还能促进身体骨骼里的骨髓造血功能旺盛起来，使得皮肤红润，面有光泽。所以，应该经常保持乐观的情绪。

此外，还应该根治出血病症。女性患有月经失调、月经过多以及萎缩性胃炎、肠寄生虫病、上消化道溃疡、痔疮或反复鼻出血等疾病时，均需及早就医，尽快根治。防止过多流产，可少消耗许多血液，也是保证女性身心健康的一项重要条件。

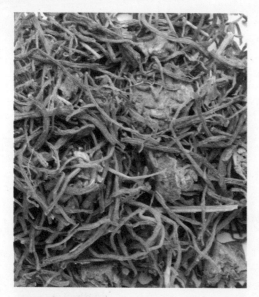

慢性盆腔结缔组织炎的外敷疗法

1 疗法一

外敷取位：下腹部。

操作：用铁锅将500克大青盐炒热至发烫（大约40~50℃），装入纱布包，放置于下腹部，每次热敷半小时左右，敷时如温度降低可反复加热。每日1~2次。本方具有消滞止痛、温经散寒的功效。

2 疗法二

外敷取位：腹部患处。

操作：大枫子仁25克，木鳖子仁20克，白矾20克，铜绿15克。将以上各味药去杂，挑拣干净，用绞磨机磨成细粒，再共研细末，加入大枣（去核）50克，凡士林适量，共同搅拌成泥状，敷于腹部患处。本方具有软化吸收功效。

4 疗法四

外敷取位：患处。

操作：取公丁香15克、蒲公英10克、麦芽10克、瓜蒌实10克，研细末，用红糖水调为糊状，敷于患处。每日2次。

5 疗法五

外敷取位：患处。

操作：取大麦芽10克、山慈姑3克，研细末，用茶水调为糊状，敷于患处。每日2次。

6 疗法六

外敷取位：患处。

操作：取生侧柏叶30克捣烂，加蜂蜜60克调匀，敷患处。每日2次。

产后发痉的外敷疗法

外敷取位：手心。

操作：取胡椒10克、黄丹21克、火硝15克，研为细末，每次取6克用醋调匀，敷患者手心，汗出生效。本方适用于产后发痉，牙关紧闭者。

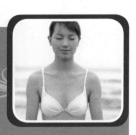

本套气功疗法是根据女性的生理特点、生活环境、各个时期生长发育的情况以及各种疾病产生的原因和防治机理而创编的一套完整的练功方法。

气功疗法

气功疗法简介

本套气功疗法可分为静功、动功两种功法，此套功法动静结合，长期修炼，不仅能够防治疾病，而且还能收到强身健体之效。由于男女的生理特点、心理状态、生活环境不同，其修炼的功理、功法也是有所差异的，因此应从女性的特点出发进行修炼，这样才能收到应有效果。比如，一般男性练功以练精化气为首，而女性则以练血化气为先；男性练功从下丹田着手，女性练功则应从两乳间的膻中穴着手。

因为女性的内脏、肢体与男性基本相同，所以女性所患的许多疾病及其防治方法与男性有很多共同之处。因此，本套气功疗法也基本适用于男性，如能坚持长期修炼，对男性的养生保健和防治疾病，也能起到很好的功效。但是，本套气功疗法是有其个性的，本功法的每一个动作，每一个意念活动，都是根据女性特有的生殖功能、生活环境和思维方式以及由此而产生的疾病防治而创编的，有利于女性生殖系统功能的保健、性生活的保健、每月行经期的保健、怀孕期的保健、产后期的保健，对于治疗由此而导致的疾病，如月经不调、痛经、子宫脱垂、白带增多、乳腺增生、头晕、头痛、腰腿痛、脚后跟痛等等都

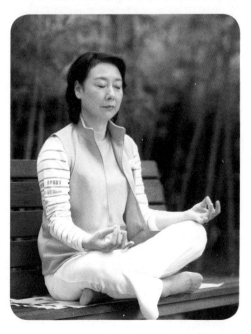

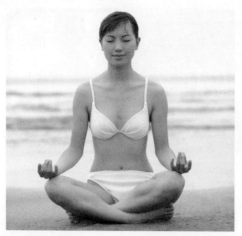

有明显的效果。如长期修炼此功法，对一些疑难病症效果也很好。

　　长期坚持修炼本套功法能促进脏腑之气的产生，并有调整阴阳、疏通经络、扶正祛邪之功效，对不孕症、心血管病、高低血压、慢性肾炎、神经衰弱、更年期综合征等疾病，都有一定的疗效。下面着重介绍本套功法中的青年女性气功疗法和中年女性气功疗法以供参考，其余年龄段的功法与此有相似之处，希望能有助于女性朋友强身健体，远离疾病。

青年女性气功疗法

　　女性青年期，即性成熟期，约从18岁开始，历时近30年，这一时期卵巢功能成熟。此期性腺及生殖器官发育成熟，卵巢周期性排卵，产生性激素。乳房和生殖器官也都

　　开始周期性地变化，是女性生育活动最旺盛的时候，因此可称为生育期。青年时期的女性将面临两大转折点，一是生理现象，身体逐渐发育成熟；二是社会生活现象，由未婚到已婚，并且生儿育女。这个时候的女性身体比较健壮，精力充沛。对某些微小的疾病不重视，殊不知多种疾病是在这个时期形成或潜伏下来的，所以这个时期的女性除注意生理卫生外，还应练青年女性气功疗法，可以有效预防中老年时候某些疾病的发生。

第一式　调匀气息

　　两脚并拢，自然下垂，双目微闭，舌顶上腭，似笑非笑，顶天立地，好像自己站在参天大树之下。

　　两脚自然分开，与肩同宽，以小指带动两手，自两侧向上托气，托至头顶，自百会到涌泉全身气血不畅，手在头顶停留一个呼吸的时间，意念全身病气自涌泉排出，两手从前面慢慢导引放松至身体两侧，连续做9次。

温馨手册

动作功效：可有效治疗身体虚弱无力，阳气不足，头晕目眩，神经衰弱，心神不安等。

第二式 肩揉乳

接上式，两手合掌往下导引到膻中穴处向前伸出，双臂自然伸直，手掌从小指依次分开，注意掌心向前，双臂与肩保持同宽同平，然后以肩为轴进行转动，转动肘时，腕关节要保持固定不动，向前转动9次，接着向后转动9次。

双臂向两侧平分开，以小指带动两手向后转至掌心向上，变勾手，注意勾尖向上，屈肘使勾尖抵住两肩肩峰，以肩为轴，向前环绕9次，接着向后环绕9次。

两手由勾手变为掌心向上，朝上方托举，意念顶天立地，接着两手变成掌心相对，合掌十指交叉，向上翻腕，以腕关节带动肘关节，再带动肩关节，朝左右方向转动9次。然后以

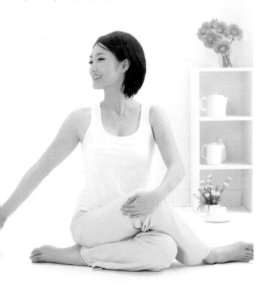

双臂带动全身向上拔气，注意脚尖踮地，脚跟抬起，反复做9次，意念上接天气、下排病气。

两手分开，翻掌向下，将掌中之气沿体前导引到双乳处，成抱乳状（注意少女两手离乳房约半尺，成年妇女两手贴住乳房），两手劳宫穴对准乳房转动。接着由外向内转动9次，再由内向外转动9次。

两手重叠，左手在外，右手在内，掌心对准膻中，再慢慢下降到丹田，片刻之后两手分开，站立还原。

温馨手册

动作功效：通过转肩、揉乳等动作，可有效防治肩部和乳房的疾病。

第三式 点穴呼吸

两手自然下垂于身体两侧，身体自然放松，翻掌向上，向前弧形拢气与肩保持平行，变中指指尖相对，然后两手慢慢回收至膻中处，点按膻中，意念仿佛针尖刺透一般，再按顺序点按中庭门、上腕、中腕、下腕（注意点时吸气，松时呼气），再用两手大拇指向第11、12个肋骨中间推章门穴处。

然后中指相对点按肚脐，再点按肚脐两侧的天枢穴，再分别点按气海、阴交、关元、中极、气冲，推足三里，

反复操作9次，意念推足三里时将病气排出体外，立平姿势，双手重叠，右手朝里左手朝外，捂住丹田部，意念身体正在逐渐恢复健康，两手从右向左转动，往右上方转动时吸气，向左下方转动时呼气，共转动36次；再从左向右转动，往左上方转动时吸气，往右下方转动时呼气，共转动36次。然后两手从两侧拢气至头顶处再往下导引到天突穴处，双手重叠，两劳宫穴相对，依次向下滚揉到中极穴处止，反复操作9次。

沿带脉手指尖向后搓动腰部，上吸、下呼，共呼吸36次，意念吸入好气，呼出病气，接着收势还原。

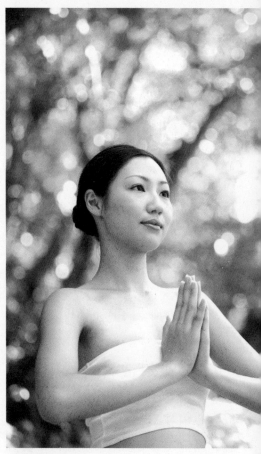

温馨手册

动作功效：可治疗胃痛、胃下垂、胃溃疡、消化不良、肚胀、肝气不舒、十二指肠炎症、肾炎、肾亏、腰疼等。

第四式　踊动脊椎

双脚并拢，自然站立，两手分开，然后手背贴住腰部，然后沿带脉划至耻骨处（此时注意掌心向内），用十指向内轻轻按小腹，同时尾椎快速向后突出，并且伸展脊椎腰椎段。

双手贴住腹部，分别向外、向上、向内划圈至神阙处，十指向内轻轻按神阙，同时腰椎向后突出，并且伸展脊椎腰椎段。

两手贴在神阙处，重复上述动作，划圈至膻中处，十指向内按膻中，同时胸椎快速向后突出，并且伸展脊椎腰椎段。

两手贴在神阙处，重复上述动作划圈至天突处，十指向内按天突，同时快速向后突出颈椎，伸展脊椎颈椎段。接着做相反动作，两手贴住天突处，分别向外、向下、向内划圈至膻中处，同时快速向前挺出颈椎，十指向内按住膻中，再重复上述划圈动作，自上而下分别按住神阙、趾骨。同时分别快速向前挺出颈椎、胸椎、腰椎、尾椎。

再依次重复上述动作，共做9次，两手自然垂放于身体两侧，先向后突出脊椎尾骶部，然后收回，接着向后突出腰椎，再收回。而后胸椎向后推出，再收回，最后向后突出颈椎，再收回。

接着从上到下，分别按上述方法活动颈椎、胸椎、腰椎、尾骶骨部，从而使整个脊椎像蛇一样蠕动，所有动作从下到上，再从上到下为1次，一共做9次。

> **温馨手册**
>
> 动作功效：此节动作可以加强各神经的功能，可有效治疗内脏关病，及骨质增生，腰椎间盘突出，女性产褥期的背部疾病等。

第五式 骨盆蠕动

接上式，双脚自然分开，与肩同宽，两手自然伸向体前形成抱球状，注意与神阙相平，中指相接成针状，似一长针扎按气海穴，再分别扎按阴交、关元、中极穴。

两手叉腰，先向右、向上、向左、向下转动骨盆9次，然后向左、向上、向右、向下转动骨盆9次，接着向前、向下、向后、向上转动骨盆9次。

动作要点：转动骨盆时，意念骨盆随之蠕动，将骨盆内病气排出体外，同时加强骨盆功能。

> **温馨手册**
>
> 动作功效：此节动作可用于调理骨盆及有关器官，主治痛经、月经不调、白带、附件炎、阴道炎及子宫疾病等。

第六式 转动腰部

接上式，双手插腰，右脚向左侧迈出形成交叉步，同时双臂向侧平方向推出，与肩保持同高，然后以腰为轴向左转动，双臂随之向左平划圆圈，同时缓慢下蹲，直至腰部不能向左继续转动成歇步为止。

接着双臂向右转动，划圈，至回到起始位置为1次，此节动作共做3次。

然后换脚，将左脚斜伸至右脚右前方成交叉步，双臂向左平推出，重复上述动作，共做9次。

做完上述动作后，两腿放松并轻轻抬起，注意先右后左，两脚慢慢并

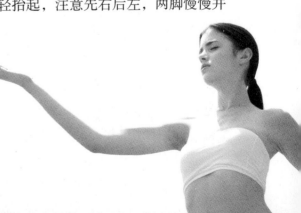

拢，恢复原状。

动作要点：

（1）转动手臂时，作意念手臂始终像有线牵引一样绵绵不断地运动，注意动作要均匀、缓慢、平静、稳定。

（2）开始转动时，作意念体内病气由体内排进地下极深处，反方向转回时，作意念天地之气由下而上灌输到体内。

温馨手册

动作功效：此节动作，主要可用于治疗女性产褥期引起的腰酸、腰腿疼、腰肌劳损及肾脏疾病等。

中年女性气功疗法

中年是青年、老年之间的过渡时期，同样也是卵巢和生殖器官功能从旺盛状态进入到衰退状态以至完全萎缩的时期，这一时期月经由不规则过渡到完全无月经。女性内分泌功能出现紊乱，绝大多数会出现不同程度的更年期综合征，一些多发病、常见病如子宫癌、宫颈癌、乳腺癌等也相继出现，所以，女性在这个时期更要坚持学练气功，需要引起注意的是，在往乳房贯气揉按时，可挨着乳房操作，患病者则应加意念病气消散、化完病气等。

第一式 五方开合

双脚并拢，面朝东方，自然站立，注意身体放松，两手自然下垂，舌顶上腭，双目微闭，面带笑容，作意念顶天立地，自身与天地渐渐融为一体。

双腿略微弯曲，身体重心下沉，左脚尖点地，然后慢慢向左分开，距离保持与肩同宽。

面向东方，两掌由内向前转动，双臂随之渐渐向两侧平举，举至头顶上方时双手合掌，然后，沿身体前方渐渐下降到膻中穴。

向前伸出两掌，双臂自然伸直，

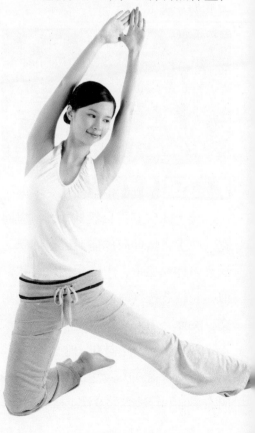

沉肘坠肩，两手弧形分开，距离约一米，形成抱球状，然后两手向内合拢，似压缩一小球，注意指尖不相接，慢慢再拉气，重复以上动作，共做3次。

合拢两手，双臂渐渐伸展至头顶上方。接着沿体前下降到膻中穴。

南方：接上式，以右脚跟为轴心，将脚尖转向南方，然后重心移到右腿，左前脚掌点地，左腿跟上，使身体转向南方站立，两脚分开站立，与肩保持同宽，手的姿势动作同上。

西方：接上式，转身面向西方站立，转身动作与手势动作同上。

北方：接上式，转身面向北方站立，转身动作及手势动作同上。

中：接上式，转回原来的方向，两手合掌渐渐伸到头顶上方，手掌、百会、会阴三者保持在一条直线上，天、地、人三者融合为一个整体，静养1分钟后，双手做开合动作，注意开合时以不超过两耳耳尖为度。开合3次，两掌合拢，沿体前慢慢下降到胸前。

动作要点：

（1）双臂从身体两侧向头顶上方合拢时，作意念将身体站立方向的天地之气收归于体内对应的脏腑之中。

（2）抱球时，两手向外拉气，同时作意念对应脏腑的病气从指尖排出，

两手合拢时，作意念对应方向的天地之气通过指尖灌注入对应的脏腑。

（3）注意哪部分脏腑有病，就先面对对应的那个方向做运动。

温馨手册

动作功效：通过五个方向的开合动作，可以有效地调理五脏六腑，祛除病气，补充正气，有利于早日恢复健康。

第二式 转肩揉乳

双手合掌往前伸出，双臂自然下垂，手掌从小指开始依次分开，注意掌心向前，双臂与肩部保持同宽同平，然后以肩为轴心转动，转动时肘腕、关节保持固定不动，先向前转动9次，接着向后转动9次。

双臂向两侧平分开，以小指带动两手向后转动至掌心朝上，变勾手，勾尖向上，屈肘时使勾尖抵住肩峰，以肩为轴心，向前环绕9次，接着向

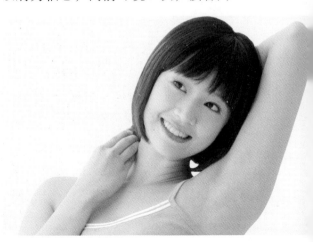

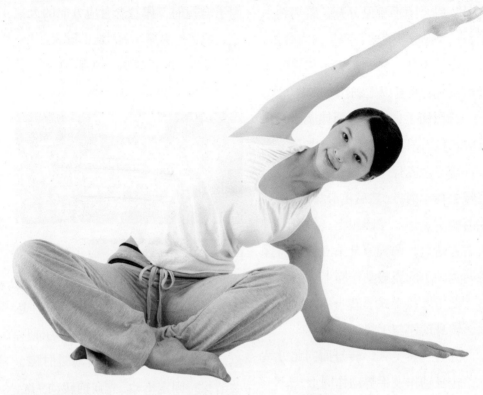

后环绕9次。

　　两手变勾手为掌心向上托举，顶天立地，然后掌心相对，合掌，十指交叉，向上翻动手腕，以腕关节带动肘关节，再带动肩关节左右分别转动9次。

　　两手分开，翻掌向下，将掌中之气沿身体前方下降到双乳处，形成抱乳状，双手贴住乳房，将两手劳宫穴对准乳房转动，先由外向内转动9次，然后由内向外转动9次。

　　两手相贴，左手在外，右手在内，将掌心对准膻中穴，然后慢慢下降到丹田，片刻之后，两手分开，自然站立，姿势还原。

动作要点：

　　（1）注意双臂以肩为轴转动时，手臂向前伸展，作意念病气经劳宫穴排出体外，手臂向后转动时，作意念天地之气经劳宫穴灌注入体内，培育元气。

　　（2）屈肘勾手至两肩时，作意念将天地之气灌注于肩部，向前环绕时作意念将天地之气收入肩部，向后环绕时作意念将肩部病气排出体外。

　　（3）以腕关节带动肘、肩关节左右转动时，作意念将病气从肩部经手臂，再通过劳宫穴排出体外。

（4）揉动双乳时，作意念将乳房变得更加丰满健康。

温馨手册

动作功效：通过此节动作，可有效治疗肩部和乳房的各种疾病。

第三式　调节阴阳

两掌自身体两侧转动，两手从身体前方渐渐向上托气，注意托气过程中掌心向上，然后两掌向两侧分开，托气2分钟，接着双臂放松，沿身体两侧弧形慢慢下垂，两手从身体前方向上托起，重复上述动作，总共重复9次。

掌心朝上，双臂沿身体两侧渐渐向上平举到头顶上方，接着两手翻掌向下，十指相对，从身体前方慢慢下落到身体两侧，再重复上述动作，共做9次。第九次手臂从头顶下落时，两手降至丹田处自然相贴，左手放在右手上，放于丹田处，意守丹田，片刻之后自然放松，姿势还原。

动作要点：

（1）两手从身体前方向上托时，作意念用气使自己慢慢悬浮到天上，似坐在漂浮于空中的莲花之上，惬意至极，慢慢和虚空融为一体。两手下落时，作意念全身放松，自己又慢慢地回到人间。

（2）双臂沿身体两侧平举至头顶，再翻掌下降时，作意念有一股非常清凉的甘露，从头顶向下灌注全身，舒畅无比。

温馨手册

动作功效：第一个动作可用于治疗低血压。第二个动作可用于治疗高血压及中风。此节动作主要功效是调节自身，达到强身健体、延年益寿的目的。

第四式　调理脏腑

双臂沿身体两侧向上平举，抬到头顶上方时，翻掌慢慢下落，中指相接，当下降到中庭时，点按此穴1次，再分别点按上脘、中脘、下脘各1次。

点按后两手沿带脉向后方两侧平开，反手插腰，用大拇指按住章门穴，向内向下推动1次。

推完后，两手转为中指相接，点按神阙穴1次。

两手中指分开，点按神阙两侧天

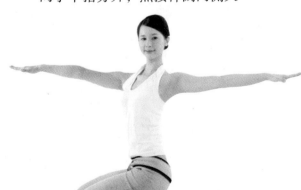

枢穴 1 次。

两手中指再次相接，分别点按气海、阴交、关元、中极各 1 次。

用两手大拇指分别按住两侧气冲穴，向内向下推动 1 次。

再用两手大拇指分别按住双腿的足三里穴，向内向下推动 1 次。

重复以上全部动作，共重复 9 次。

动作要点：

（1）分别点按中庭、上脘、中脘、下脘、神阙、天枢、气海、阴交、关元、中极诸穴时，往内点时吸气，不点时则呼气放松，作意念将穴位点透。

（2）推动章门、气冲、足三里时，作意念将病气排出体外，推进地下极深处。

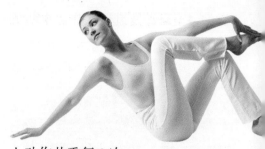

> **温馨手册**
>
> 动作功效：此节动作主要用于防治肝、心、脾、肾、肺、胃、胆、小肠、大肠、膀胱等脏腑疾病，并可用于调理全身气血，兼治月经不调等症。

第五式　按揉腹部

接上式，双臂沿体侧向上平举到头顶上方，翻掌向下降落，当降到天突穴的时候，左手在上，右手在下，再下落到膻中穴处，用手捂住该穴位。然后掌心向上翻，再下翻，滚动翻转，分别推按胃部、腹部，直至耻骨，以

上动作共重复 9 次。

两手按住腹部，分别向右、上、左、下方向按揉腹部 50 次，再反方向按揉 50 次。

动作要点：

（1）从胃部到腹部滚动按揉，作意念内部脏器在逐步调整，身体正在逐渐恢复健康。

（2）揉动腹部时，注意向右上时吸气，向左下时呼气，反之向左上时吸气，向右下时呼气，作意念子宫等器官正在逐渐恢复健康。

> **温馨手册**
>
> 动作功效：滚动推按腹部，可用于治疗肠胃胀气，消化不良等。按揉腹部，可用于防治附件炎等生殖系统疾病。

第六式　踊动脊椎

（注：第六～八式与"青年女性气功疗法"的相关招式基本相同，请各年龄段的女性朋友找对适合自己年龄的功法操作。）

双脚并拢，自然站立，两手分开，注意手背贴住腰部，然后沿带

脉划动至耻骨处（此时应保持掌心向内），用十指按住小腹，同时快速向后突出尾椎，伸展脊柱骶骨段。

双手贴住腹部，分别向外、向上、向内划动至神阙处，十指向内按住神阙，同时快速向后突出腰椎，伸展脊椎腰椎段。

双手贴住神阙处，同上述动作划圈至腹中，十指向内按腹中，同时快速向后突出胸椎，伸展脊椎胸椎段。

双手贴住膻中处，再同上述动作划圈至天突处，十指向内按住天突，同时，快速向后突出颈椎，伸展脊椎颈椎段。

接着做相反动作，两手贴住天突处，分别向外、向下、向内划圈至膻中处，十指向内按住膻中，同时快速向前挺出颈椎。

再依照上述动作，自上而下依次按神阙、耻骨，同时分别快速向前挺出颈椎、胸椎、腰椎、尾骨。

按照顺序重复上述全部动作，共做9次。

双手自然放于身体两侧，先使脊椎尾骨向后突出，然后收回，再使腰椎向后突出，然后收回，使胸椎向后突出，然后收回，最后使颈椎向后突出，然后收回。

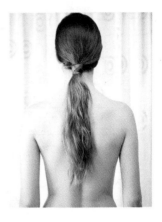

最后从上到下按上述方法分别活动颈椎、胸椎、腰椎、尾骶部，从而使整个脊椎像蛇一样地摆动。全部动作从下到上再从上到下为1次，共重复9次。

动作要点：

（1）指向内按住小腹神阙、膻中、天突，同时向后突出尾骶骨、腰椎、胸椎、颈椎，作意念将天地之气灌注到上述穴位之中，同时将病气排出体外。

（2）相反动作时，作意念天地之气从背后相应部位灌进体内，而病气从前面相应部位排出体外。

（3）向上蠕动脊椎时，作意念打通脊椎，将病气排出体外，向下蠕动脊椎时，作意念从百会到尾间间灌注入天地之气。

温馨手册

动作功效：因为胸腹部的脏器都和脊椎关联，所以蠕动脊椎对内脏疾病及骨质增生、腰椎间盘突出、女性产褥期的背部疾病等都有一定的疗效。

第七式　蠕动骨盆

双脚分开，保持与肩同宽，两手自然伸展向身体前方，表成抱球状，注意与神阙相平，中指相接成针状，仿佛以一长针扎按气海，再分别扎按阴交、关元、中极等穴。

两手叉腰，先向右、上、左、下方向转动骨盆，共做9次；再向左、上、右、下方向转动骨盆，共做9次；接着由前向下、向后、向上转动9次。

动作要点：转动骨盆时，骨盆应随之蠕动，同时作意念将骨盆内病气排出体外，以及加强骨盆功能。

> **温馨手册**
>
> 动作功效：此节动作可用于调理骨盆及有关器官，主治痛经、月经不调、白带、附件炎、阴道及子宫疾病等。

第八式　转动腰部

两手插腰，右脚斜跨至左脚左前方，形成交叉步，同时双臂向左侧平推出，与肩保持同等高度。然后以腰部为轴向左转动，双臂随之向左平划圆圈，慢慢下蹲，直至腰部不能继续向左转动成歇步为止。

以腰部为轴向右转动，划圈，慢慢站直，直至回到起始位置。此为1次，此节动作共做3次，然后换脚，即将左脚斜伸至右脚左上方，两臂向左平推出，重复上述动作，共做3次。

做此动作时，随着腰部的转动，身体重心也开始渐渐上升，直至恢复到正常位置。

动作要点：

（1）转动腰部时，作意念两臂始终像有线牵引着一样，绵绵不断，动作要均匀、缓慢、稳定、平静。

（2）开始转动腰部时，作意念体内病气由上向下排出体外，一直排入地下极深处。反方向转回时，作意念天地之气由下而上缓缓地注入体内。

> **温馨手册**
>
> 动作功效：此节动作主要用于治疗腰部及肾脏疾病。

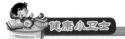

气功疗法顺口溜

气功疗法国中宝，历史悠远有奇效。

练好不难有诀窍，三大特点要记牢。

调身调息再调心，三者结合功效好。

切勿忽略精气神，炼到充盈变三宝。

生理心理双修炼，身体素质节节高。

勤加锻炼勿懒惰，积极健身最重要。

第九式　运动膝部

接上式，两腿并拢，叉腰，两手沿带脉、腹部、大腿正面缓缓向下滑动，直至滑到膝盖。同时慢慢下蹲，形成抱膝状，然后背部似顶住重物一般逐渐上升，直至两膝挺直，手仍扶住膝盖不动，为1次，此动作共做3次。

两腿分开，距离比肩稍宽，两手扶住膝盖，由内向外揉动膝盖，同时带动膝盖由里向外转动，共做9次，再由外向里转动，也做9次。

动作要点：

（1）下蹲时作意念膝部和腿部的病气从涌泉排出体外；向上顶时，

作意念膝部和腿部正在逐渐恢复健康。

（2）往外转动膝盖时作意念膝部与腿部的病气排出，往里转动膝盖时作意念膝部和腿部恢复健康。

温馨手册

动作功效：此节动作主要用于防治骨质增生、关节炎、腿部麻木肿胀等疾病。

第十式　运动腿部

右腿向前方迈出一小步，脚后跟着地，脚尖翘起，两手沿右大腿根由上至下，轻拍大腿、小腿两侧，一直拍到脚尖为止。再沿相反方向从脚尖、小腿、大腿依次拍回，共拍9次。

两手捋住右大腿根，从上至下，沿大腿、小腿捋到脚尖。再沿相反方向顺次捋回，共做9次。

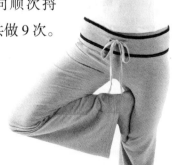

然后换成左腿，重复上述动作，共做9次。

做完双腿动作后，轮流轻抬双腿，注意大腿要抬平，共做9次。

接着双脚并拢，两手相贴于腹部，注意左手在上，右手在下，两眼微闭，全身自然放松，安静几分钟，然后缓缓地做一次深呼吸，搓搓手、脸、头、颈椎，再沿胸前轻轻拂至身体两侧，缓缓睁开眼睛，此节动作到此结束。

动作要点：

（1）轻轻拍打双腿时，作意念将腿拍透。

（2）向下捋腿的时候作意念将病气从腿部排出，向上捋腿的时候作意念将天地之气灌注入双腿，促使腿部恢复健康。

（3）轮流抬腿时，全身保持放松，作意念双腿尽快恢复健康。

温馨手册

动作功效：此节动作可用于治疗中风，坐骨神经痛，双腿沉重、麻木、肿疼等疾病。

K 抗病最前线

女性应学会的简易养生技法

1.梳头：用各式梳子或手指均可，每日梳数十至百下，具有醒脑开窍、按摩头皮的功效，对促进听力、视力也很有帮助。

2.鸣鼓：以双掌紧紧压住双耳数秒，然后迅速拿开手掌，此法可振动耳膜，延缓耳窝退化；闲时也可经常按摩耳朵，揉、挑、弹、捏各种手法均可，可有效改善头痛、晕车等诸多不适，体质虚弱者经常按摩耳朵，还可防止感冒。

3.揉眼：以手部柔软的部位，按揉眼睛、眼眶四周，有利于促进眼周围血液循环，可明目、醒脑，同时还具有美容作用。

4.捏鼻：经常用食指摩擦鼻翼两旁的迎香穴，或搓捏鼻子，可促进嗅觉灵敏，减少鼻子过敏或呼吸道感染的机会。

5.叩齿：经常上下两排牙齿轻叩，或牙齿空咬，可预防牙龈退化、牙周病等口腔问题；另外还可促进脸颊肌肉活动，使脸颊变得丰润，防止双颊下垂。

6.吞津：闭口做漱口状数回，然后吞下唾液。人的唾液没接触空气氧化时，并不会产生异味，反而有股香甜滋味。唾液中含有许多消化酶与营养成分，常吞津有助促进消化功能。

7.转颈、耸肩：肩颈部有脊椎及许多通往头部的重要血管，经常转动颈部，耸耸肩膀，可增进肌肉的灵活性，年老时发生脑血管疾病的概率也会大幅度降低。

8.干擦：用手掌或干毛巾在脸部抹擦数回，胳膊等裸露处也可以用此法抹擦，有助于改善皮表循环，使皮肤变得润泽。

9.拍肩：左手自然上甩拍打右肩，右手同样上甩拍打左肩，交替进行，也可用手掌自然交替。

10.转腰：弯腰右手向左脚尖自然伸展，起身，换左手向右脚尖伸展，交替数回。

11.握拳：双手紧握后放松，反复数次，直立或坐着时均可进行。

12.踩脚尖：先用右脚跟踩左脚尖，再用左脚跟踩右脚尖，交替数次。

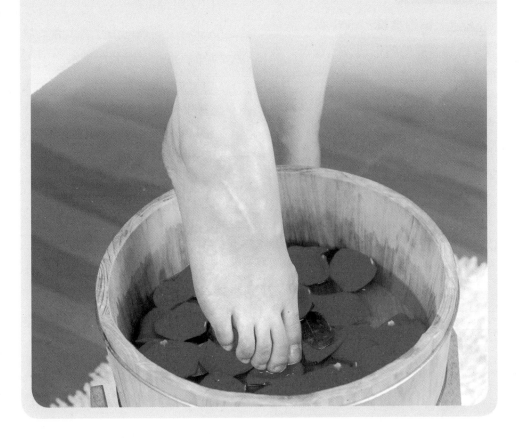

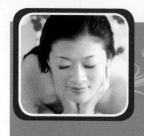

熏洗疗法

将中药煎汤，趁热熏洗患处的方法，称熏洗疗法。具有开泄腠理、通调气血、祛风除湿、清热解毒、消肿止痛、疏风止痒等功效。

熏洗疗法简介

首先详细介绍一下熏洗疗法的物品准备、操作步骤、护理原则以及注意事项。

1 物品准备

（1）眼部熏洗：治疗盘、治疗碗（碗里盛煎好的中药）、镊子、纱布、胶布、眼罩。

（2）四肢部位熏洗：盆内盛煎

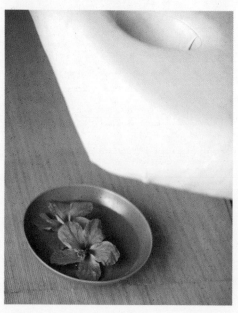

好的中药、橡皮单、浴巾。

（3）会阴部熏洗：坐浴盆内盛煎好的中药、坐浴架、毛巾，必要时需备屏风。

2 操作步骤

（1）眼部熏洗法

①在盛有药液的治疗碗上盖一块带孔纱布，将孔对准患眼熏蒸。

②待药液温度合适时，用镊子夹取纱布蘸药液擦洗眼部。

③洗完之后，根据需要，用无菌纱布盖住患眼，用胶布固定或戴上眼罩。

（2）四肢部位熏洗法

①床上铺好橡皮单，将盛有中药液的盆放在橡皮单上。

②将患肢架在盆上，用浴巾盖住患肢及盆，使药液蒸汽熏蒸患肢。

③待药液温度合适时，将患肢浸泡在盆内，约10分钟。

④泡完之后，擦干患肢，撤去橡皮单，药液可留至下次再用（一般每

剂药液可泡2～3次）。

（3）坐浴法

①将盛有煎好的中药液的盆放在坐浴架上，上盖一带孔的木盖。

②让患者暴露臀部，若有创面覆盖，则揭去敷料，将患处对准木盖上的孔，让患者坐在木盖上熏蒸。

③待药液温度合适时，撤去木盖，让患者坐在盆里泡洗臀部。

④洗好之后擦干臀部。如需要换药的话，则上药后敷盖无菌敷料。

3 护理原则

（1）熏洗过程注意室内避风，洗完之后应及时擦干患处，以免受凉。

（2）坐浴应在坐浴室进行，若在病室内坐浴，应注意遮挡患者。

（3）熏洗用的药液必须严格掌握温度，熏蒸时，药液应加温至蒸汽上冲，但也不可过热（尤其是熏洗眼部时），以免烫伤皮肤、黏膜。浸泡时，药液温度宜保持温热，老人、小孩子熏洗时，更应随时询问患者感觉，掌握药液温度，并耐心协助其熏洗，避免发生烫伤。

（4）月经期女性及孕妇不宜进行坐浴。

4 注意事项

（1）根据医嘱为四肢骨折愈合

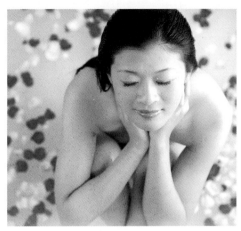

期（拆除小夹板后），及软组织损伤者，以续筋壮骨、活血化瘀中药液熏洗患肢。

（2）目赤肿痛者，用盐水或明目降火、清热解毒中药液熏洗患眼。

（3）对疮疡、皮肤病患者，根据医嘱用杀虫燥湿、清热解毒类中药液进行局部熏洗。

（4）阴痒带下或肛门疾患、痔瘘术后等患者，根据医嘱用清热解毒、杀虫祛湿或生肌敛疮类中药液进行坐浴熏洗。

实践证明，熏洗疗法可用于治疗多种妇科疾病，现在简单介绍几种常见妇科疾病的熏洗疗法以供参考。

子宫脱垂的熏洗疗法

1 疗法一

熏洗取位：阴部。

操作：用五倍子 20 克、乌梅 20 克，水煎汤。取煎汤先熏后洗患处，每日 2 次，每次 15 ~ 30 分钟，连用 5 ~ 7 次为 1 疗程。

2 疗法二

熏洗取位：阴部。

操作：蒲公英 50 克、紫花地丁 30 克、苦参 30 克、金银花 30 克、蛇床子 30 克、川黄连 10 克、川黄柏 10 克、枯矾 10 克，水煎汤。取煎汤先熏后洗阴部，每日 3 次。

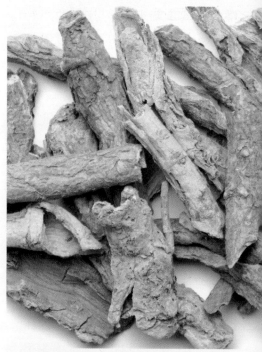

子宫颈糜烂的熏洗疗法

熏洗取位：阴道、子宫颈。

操作：蛇床子 30 克、白鲜皮 30 克、椿根皮 30 克、苦参 30 克、枯矾 30 克、黄柏 20 克，水煎汤。取煎汤先熏后洗、坐浴。每日 2 次，每次 15 ~ 30 分钟。

带下的熏洗疗法

1 疗法一

熏洗取位：外阴。

操作：用蛇床子 30 克、野菊花 30 克、生百部 15 克、枯矾末 12 克、苦参 20 克、百合 15 克，用纱布包好，

水煎半小时左右。取煎汤先熏后洗阴部。每日 3 ~ 4 次，每次 15 ~ 20 分钟。此法治疗湿毒带下效果较好。

2 疗法二

熏洗取位：外阴。

操作：用地肤子 30 克、生百部 15 克、蛇床子 15 克、香白芷 10 克、生黄柏 30 克，水煎汤。取煎汤先熏后洗。每日 1 ~ 2 次，每次 15 ~ 20 分钟，连用 5 天为 1 疗程。

3 疗法三

熏洗取位：外阴。

操作：五味子 20 克、杜仲 30 克、蛇床子 50 克、吴茱萸 30 克、木香

15 克、公丁香 15 克，用纱布包好，水煎汤。取煎汤先熏后洗小腹部及患部，可进行坐浴。每日 2 次，每次 15 ～ 20 分钟。

4 疗法四

熏洗取位：外阴。

操作：川椒 15 克、百部 30 克、苦参 30 克、蛇床子 30 克、白头翁 30 克、土茯苓 30 克，水煎沸 5 ～ 10 分钟。取煎汤先熏蒸阴部，待药液温度合适后，坐浴洗涤外阴。注意坐浴时两腿分开。每日 2 次，每次 15 ～ 20 分钟，连用 3 ～ 6 天为 1 疗程。

阴道炎的熏洗疗法

1 疗法一

熏洗取位：阴道。

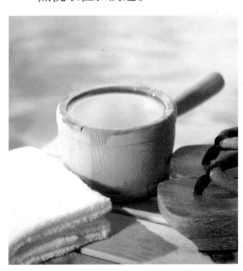

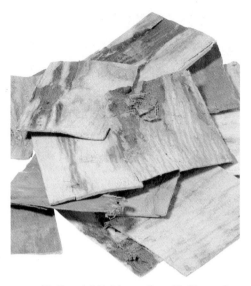

操作：用黄柏 30 克、枯矾 30 克、五倍子 10 克、石榴皮 15 克、蛇床子 15 克、白鲜皮 15 克，水煎汤，先熏蒸外阴部，待药液温度适宜后洗阴道或外阴。此法主要用于治疗滴虫性阴道炎。

2 疗法二

熏洗取位：阴道。

操作：用生百部 50 克、红花 30 克、金银花 30 克、五倍子 30 克、鹤虱 30 克、川黄连 15 克，水煎煮 2 次，合并 2 次煎汤，先熏后洗患处。每日 2 次，每次 15 ～ 30 分钟。

3 疗法三

熏洗取位：阴道。

操作：用黑面神 30 克、苦参 30 克、大飞扬 15 克、地肤子 15 克、细

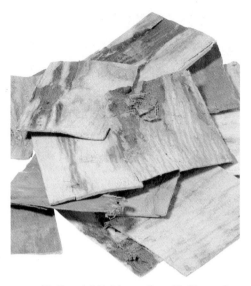

叶香薷 15 克、蛇床子 20 克，水煎沸后，煎汤倒入脚盆，先熏后洗患处，每日 2 次。连用至痊愈为止。

外阴瘙痒症的熏洗疗法

1 疗法一

熏洗取位：外阴。

操作：用五倍子 30 克、红花 30 克、白鲜皮 30 克、金银花 30 克、川黄连 15 克，水煎煮 2 次，合并 2 次煎汤，早晚 2 次先熏后洗患处，每次 15 ～ 30 分钟。

2 疗法二

熏洗取位：外阴。

操作：用鲜石榴根皮 50 克、苦楝根皮 30 克、生黄柏 50 克、鲜桃叶 30 克、鲜桉树叶 25 克、花椒 20 粒，水煎汤，倒入盆中，加冰片 3 克捣溶，先熏后洗患部。每日 2 次，5 天为 1 疗程。

3 疗法三

熏洗取位：外阴。

操作：用烧盐 60 克，花椒、吴茱萸、蛇床子各 30 克，藜芦 15 克，陈茶 1 克，加水 1 升煎汤，先熏后洗患处，每日 2 ～ 3 次。

外阴神经性皮炎的熏洗疗法

熏洗取位：外阴。

操作：用土茯苓 50 克、生百部 30 克、苦参 30 克、蛇床子 30 克、白头翁 30 克、川椒 15 克、食醋 250 毫升，水煎沸 5 ～ 10 分钟，取煎汤先熏后洗患部。每天 2 次，每次 20 分钟左右。

乳痈初起的熏洗疗法

熏洗取位：患病乳房。

操作：用蒲公英 30 克、刘寄奴 30 克、金银花 20 克、红花 9 克、连翘 20 克，水煎汤，先熏后洗患病乳房，每日 2 ～ 3 次。连续熏洗直至痊愈为止。

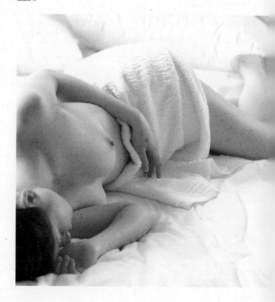

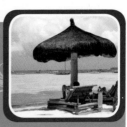

海水浴是指在海水里洗澡，也包括游泳等健身活动。可以说海水浴是一种把健身与医疗结合得比较完美的活动，适合在夏季采用。对许多妇科病均有一定的疗效。

海水浴疗法

海水浴疗法简介

海水浴有益于皮肤病的防治，因为海水中含有大量的氯化镁、氯化钠、溴化钾、硫化镁等无机盐和微量元素，同时，进行海水浴的过程中，由于海水的浮力和静水压力，可以起到消肿、止痛、按摩的功效，还能促进血液循环以及血管舒张，起到降压作用。海水的压力还可以增强人体的呼吸功能，增强人体内红细胞的携氧能力。

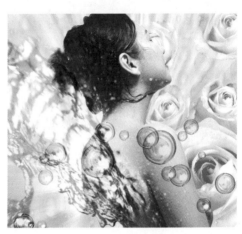

从广义上讲，海水是一种富含各种化学成分的水，其中含有大量无机盐类、溶解气体、有机化合物和多种微量元素。海水的含盐度大约为35‰，由于海水的比热较大，所以其温度升降变化很小，广阔海洋的水温每日变化仅为 0.2 ~ 0.3℃，年变化在 3 ~ 8℃之间，而在近海和海湾等处，因受陆地气候的影响水温变化较

大，如我国北部的沿海地区，夏季海水温度在 24℃左右，春秋季节可降到 18℃，冬季则降至 10℃左右。海水具有较强的导热性，其导热能力大约是空气的 30 多倍。所以，20℃的空气人体觉得较为舒适，而 20℃的海水对人体却形成了一种寒冷刺激；采用石蜡治疗时可用 60℃的温度，而如此温度的海水则是人体不能耐受的。

海水浴对人体的作用主要包括以下三个方面：第一温度作用是海水浴的基本作用，海水温度与体温差异

131

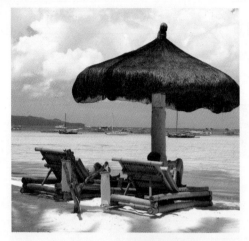

愈大，对机体产生的刺激就越强，经常进行海水浴可以提高机体对寒冷和温度变化的适应能力，增强对感冒等传染性疾病的抵抗力，增强体质；第二是化学作用，海水中的各种化学元素，能附着于皮肤或通过皮肤进入人体内，作为激素、酶、维生素、核酸的成分，在机体内产生重要作用；第三是机械作用，包括水流的冲击作用、海水的浮力、静水压力等。

此外，在海水浴的同时，又接受了日光浴、空气浴，有些人还兼做沙浴，所以海水浴实际上可对人体起到一种综合作用。另外，需要特别提醒的是海滨空气中负离子浓度高、含量大，许多负离子全年平均值为2500个/毫升以上，大大超过世界卫生组织规定的清洁空气负离子的标准浓度（1000～1500个/毫升）。最新科学研究表明，凡在海滨休息，欣赏海洋

景观，就能使人的收缩压下降1～2千帕，并能有效改善微循环。在海水浴的综合作用之下，往往较短的时间内，便能获得增强体质、消除疲劳、防治疾病、促进康复的明显效果，因此海水浴疗法适合妇科疾病患者采用。

归纳起来，海水浴对身体健康至少有以下四大益处。

第一，海水的成分与血清和淋巴液十分相近。海水中有钾、钙、碘、镁、硫等元素，含有矿物催化剂，能够改善人体的新陈代谢，调节内分泌器官的活动。海水中还含有大量生物刺激剂，可有效促进内分泌腺的活动。海水中所含的物质以结晶体的状态渗入皮肤，可使

温馨手册

海水浴的主要方法是游泳锻炼和浸浴。前者适应于身体健康、体质较好者；浸浴又根据体质分为浅水站立法、浅水坐浴法、半身浸浴法几种，一般开始时4分钟左右，最长不超过20分钟，以后逐渐延长时间，身体健康者可延长至60～90分钟，以不觉十分疲劳为度。还有间歇浴法，指进行海水浴20分钟，再进行日光浴、海风浴各20分钟，反复2～3次，可每日或隔日1次，最好选气温较高的季节进行（海水温度保持在20℃以上，风速保持在每秒钟4米以下）。

皮肤变得光滑润泽、富有弹性。

第二，在海里游泳，人体与海水接触时，身体表面会产生负离子，这些负离子能够起到镇静、止痛的作用，繁重的体力劳动和紧张的脑力劳动后，洗一个海水浴，能减轻工作压力，增强耐力，消除疲劳，提高机体免疫力。

第三，进行海水浴时海浪柔软地按摩人体，可刺激到皮肤上的生物活性点。如果躺在波浪能够冲到的岸边，海浪经过时，就会轻轻按摩人体，可以起到美容健身的作用，另外还能安抚神经系统并使内脏正常工作。

第四，在海水里游泳，在海滨的沙滩上散步，是平凡生活中的最佳享受。海滨的空气中含有盐和其他化合物。特别是海风中富含负离子，能刺激人体焕发出青春活力。但需要引起注意的是，有风暴的天气不要到海滩上散步，因为此时空气中的正电子大量增加，会引起人体关节疼痛、头发胀、自我感觉变差。

海水浴的适宜与不适宜人群

第一，适宜进行海滨疗养的人：根据科学研究表明，海滨较强的紫外线对治疗某些妇科病有一定疗效。由此可见，妇科病患者适宜到海滨疗养。

第二，不适宜进行海滨疗养的人：患有植物神经功能不稳定、肾病、甲状腺功能亢进、胃溃疡、活动性肺结核、高血压、心力衰竭、动脉硬化、严重肝功能损害等病的患者，以及恶性贫血、患有白血病的患者，一般不宜到海滨进行疗养。

海水浴的注意事项

第一，进行海水浴之前要全面准备，首先要选择适合进行海水浴的场地，海水温度应保持在20℃以上，风速保持在每秒钟4米以下，当日的气温又高于水温2℃以上时，方可进行海水浴。

第二，控制好进行海水浴治疗的时间，过饥或过饱时，一般不要进行海水浴，餐后1小时后再入浴比较好。

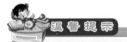

温馨提示

注意进行海水浴前要充分活动肢体，入水时先在浅水中冲洗干净身体，适应后再进入深水区，注意初次入浴时间不宜太长。要防止在阳光下长时间曝晒，以免皮肤被晒伤；另外空腹或餐后不宜立即进行海水浴；而女性经期时也不宜进行海水浴。

通常情况下，每年的七八月份是进行海水浴最理想的季节。我国南方气候温暖，每年的 5～11 月份都可以进行海水浴。在海南岛几乎全年都可以进行海水浴。每日入浴时间以 9：00 至 11：00 和 15：00 至 17：00 较为适宜。海水浴治疗应以循序渐进为原则，不宜操之过急，刚开始进行海水浴时时间应短，每次约 5～10 分钟，以后逐渐增加海水浴的时间，达到 30～60 分钟。

第三，入浴前应做好充分的准备活动，以有利于机体适应海水的作用，如果出了很多汗应擦干后再入浴。入浴后，应先在浅水区用手舀水冲洗头部、颈部、胸部和腹部，然后再到深水区进行全身浴或游泳。

第四，海水浴期间，可间歇到海滩进行日光浴或沙浴。需要防止阳光长时间曝晒，另外海沙温度不宜过高，以避免引起皮炎和烫伤。

第五，海水浴完毕后，应选择到空气流通的地方躺卧 20 分钟左右，既可进行空气浴，又可得到休息。

✖️ 生活常识

家庭海水浴简便易行

海水浴有着许多的好处，但真正实施起来却有一定的难度。因为受到地理条件的限制，我国大部分地区的人们无法享受到天然的海水浴；即使是海滨地区，由于受气候的制约，冬季也不宜进行海水浴。

令广大读者朋友欣慰的是，医疗保健学家通过医疗实践，得出一个可喜的结果：一般家庭也可以进行人工海水浴，其保健效果并不比天然海水浴逊色多少。家庭海水浴，可以不同程度地体现海水浴的保健功能，而且因为水温和室温可以自行调节，所以还具备了一些特有的优势：某些忌接触冷水的疾病（如器质性心脏病）患者不能下海水，却可在家里洗温热的海水浴；家庭海水浴四季皆宜，即使数九隆冬也能进行。

当然，进行海水浴的人们因为年龄、身体状况各有差异，不能一概而论，首先应该向医生请教，这里简单介绍一下大致实施方法。

遵照医嘱，到药房买一些特制的海盐，一般一浴缸水（按 200 升计），可配放 1.5 千克左右的海盐。先把海盐放到事先缝好的布袋里，这样盐在浴缸里溶化后，杂质仍留在袋中。注意进行家庭海水浴时最好能结合冷水浴锻炼，可以从夏秋季开始锻炼。如果始于冬春季，水温以 36℃左右为宜，每次沐浴时间应该控制在 15 分钟以内。

特别需要注意的是，外伤患者不宜进行海水浴，心绞痛、高血压、肿瘤等患者，则必须在医生的指导下进行。